MON PETIT GÈNE, MA SECONDE CHANCE

Lætitia Mendes
avec la collaboration de
Lise Couturier

MON PETIT GÈNE, MA SECONDE CHANCE

Éditions Anne Carrière

Si vous désirez prendre contact avec l'auteur :
agencecharism@gmail.com

ISBN : 978-2-8433-7747-1

www.anne-carriere.fr

À ma mère.

Pour ma sœur, Audrey.

Pour ma fille Lana,
en espérant que je ne lui transmettrai
rien d'autre que mon histoire.

Mais oui on se connaît bien
T'as même voulu t'faire ma mère hein ?
T'as commencé par ses seins
[…]
Cancer, cancer
Qui est le prochain ?

Stromae, « Quand c'est ? »

Prologue

En disparaissant, ma mère m'a légué deux choses. Un gène et une histoire. Pour être précise, un mauvais gène et une belle histoire. Elle voulait d'ailleurs écrire sa vie. À la fin, c'était devenu un but, autant qu'une plaisanterie entre nous deux. Chaque épisode de sa maladie, des soins, les bonnes ou les moins bonnes nouvelles ajoutaient un chapitre à cette pénible aventure. « Ça s'écrit, un truc pareil, Mimi, tu ne crois pas ? » me glissait-elle, moqueuse. Elle considérait avec un œil de romancière les coups du sort de son existence.

Peu à peu, l'histoire de ma mère devint la mienne. Mais aussi celle de ma sœur et de ma fille dont j'étais enceinte. Par la force des choses, par la faute des gènes BRCA1 ou BRCA2* qui révèlent une mutation génétique héréditaire à l'origine de certains cancers du sein et des ovaires. Chez nous tout se transmettait par les femmes, l'amour comme la maladie, nous devions l'accepter. Quand ma mère eut les résultats du dépistage génétique, ma sœur et moi avons dû choisir de nous soumettre ou

* BReast CAncer 1 et 2.

non à cet examen. Ainsi saurions-nous si notre grand-mère et notre arrière-grand-mère maternelles, victimes de cancers du sein précoces, tout comme ma mère, nous avaient fait cette mauvaise blague.

À quelques jours de sa mort, ma mère me dit : « C'est toi qui écriras mon bouquin. » Il ne s'agissait pas d'une demande pathétique, ni d'exiger un serment qu'il me faudrait honorer coûte que coûte. Ma mère n'aurait jamais songé à m'imposer une telle charge avant de disparaître. Je compris néanmoins que si je prenais la relève un jour, elle n'aurait pas souffert en vain, n'aurait pas milité en vain pour le dépistage. Elle serait récompensée en m'ayant insufflé son sens des responsabilités vis-à-vis des autres femmes.

Pendant des années, j'aurais bien trop d'épreuves à surmonter avec la vie, mes seins et moi-même pour me lancer dans l'écriture. Mais l'idée de transmettre à ma fille l'histoire d'une lignée de femmes pas tout à fait comme les autres ferait son chemin. Et puis Angelina est passée par là. En 2013, elle a fait paraître un article titré « *My Medical Choice* » dans le *New York Times.* Angelina Jolie osait parler au monde entier de sa double mastectomie. Une opération préventive, dévastatrice autant que libératrice, qui réduisait de 87 % à 5 % son risque de contracter un cancer du sein. En brisant un tabou, elle aidait des milliers de femmes. Soudain, j'étais prête moi aussi. À parler. À écrire. À apporter mon témoignage pour aider les 32 000 porteuses déclarées de l'un de ces deux gènes en France, soit 1 femme sur 500, soit aussi 5 % des femmes atteintes d'un cancer du sein. Toutes ces femmes confrontées, un jour ou l'autre, à l'ablation et à la reconstruction de leurs seins.

1

Le chocolat, ça fait briller mes yeux

Le samedi, c'est jour de ravitaillement. Dans la semaine Steeven et moi avons la vie de tous les jeunes couples sans enfants – boulot, copains, sport –, mais pas une minute pour remplir notre frigo. Dans les travées de la grande surface, nous nous livrons au petit jeu qui fait l'un des charmes de notre vie de couple. Steeven remplit méthodiquement le Caddie des produits sains qui vont lui permettre d'optimiser ses séances de sport, et le vide avec le même soin de toutes les confiseries que j'ai tenté d'y ajouter en douce.

Devant la caisse, je m'aperçois que les M&M's, le Nutella, les crocodiles fluo ont disparu, au profit de sardines, blancs de volaille, gnocchis, fruits, produits surprotéinés ou sucres lents. Nous nous chamaillons gentiment pour le plus grand plaisir des autres clients dans la file. Steeven est soucieux de son corps d'athlète, et il faut bien avouer qu'il m'a aussi séduite avec ses tablettes de chocolat, mais c'est la seule douceur qu'il m'accorde, car il est persuadé qu'il doit être le garant de mon hygiène de vie. Il veut une petite femme en pleine forme et en pleine santé. Absurde, car ma mère et moi partageons le même vice. Ma mère est d'ailleurs connue au bureau pour son tiroir qui regorge de bonbons et réglisses où toutes ses copines viennent piocher en cas de blues ou de fringale. Pourtant ni elle ni moi n'avons une once de graisse. J'ai hérité de sa plastique : des jambes de danseuse, une taille menue, des bras fins ; la seule différence, ce sont nos seins, qu'elle a petits et moi opulents. Sur le parking, j'essaie l'argument ultime, même s'il est déjà trop tard : « Et puis le chocolat, ça fait briller mes yeux. » Alors que je défends en vain la cause des gourmands, mon portable sonne : c'est elle, ma mère.

« Mimi, tu es où ?

— La tête dans le coffre, je charge les courses.

— J'aimerais passer te voir chez toi. C'est possible ?

— Bien sûr. À tout de suite. »

Quand elle sonne à la porte, nous sommes, cette fois, la tête dans les placards à ranger.

Ma mère est mon amie, ma confidente, mon tout, et quand nous nous voyons je me sens bien. Mais aujourd'hui, sa visite prend un tour inhabituel. Elle n'enlève pas son manteau, tient son sac serré sur ses genoux. Pourquoi sommes-nous assises sur des chaises si bizarrement, face à face, et non autour de la table ? Pourquoi ne veut-elle boire ni café ni jus de fruit, pas même un verre d'eau ? Fugitivement, j'ai le sentiment qu'elle ne tient pas à s'éterniser, mais que cette visite si brève soit elle laissera des traces. Admettons que je reconstruis mes souvenirs. Si c'est le cas, quand ma mère s'est assise dans mon petit salon, j'étais encore la jeune femme insouciante, épanouie, que j'étais devenue à force de volonté après avoir été une petite fille trop responsable des autres et une adolescente qui avait goûté les plaisirs coupables de l'irresponsabilité. Mais c'était déjà la fin de cette parenthèse sans nuages ; un monde allait disparaître, un autre allait s'ouvrir devant moi, plus incertain que jamais.

« Ma Mimi, je passe des examens depuis deux mois. Je ne voulais pas vous inquiéter mais les derniers résultats sont arrivés hier. J'ai un sein touché. C'est très gros. »

Elle ne prononce pas le mot cancer ni tumeur, mais ce n'est pas utile. J'ai compris. J'essaie de contenir ma colère.

« Tu te moques de moi ?

— Mimi, calme-toi. Je suis entre les mains des meilleurs toubibs, tout va bien se passer. On m'opère la semaine prochaine.

— Tu sais que tu es malade depuis deux mois et tu ne m'as rien dit ? Tu étais seule pour aller à l'hôpital ? Pour faire tous les examens ? »

Je me sens trahie à l'idée qu'elle m'ait protégée alors que c'est mon rôle, depuis toujours ; depuis l'enfance, à tort ou à raison, j'éprouve le besoin de veiller sur ma mère. Elle se veut rassurante, mais c'est à moi de la rassurer. Elle inverse les rôles dans cette histoire. Je suis furieuse.

Elle se tourne vers Steeven, sans doute pour échapper à mon regard dévasté et à mon front buté. Trop de douleur, trop de peur. Steeven est un optimiste avec un mental de champion. Je comprends à l'instant pourquoi elle a voulu m'annoncer la nouvelle en sa présence. Et je comprendrai plus tard pourquoi elle a choisi d'informer ma sœur Audrey séparément. Impossible d'affronter nos deux peines en une fois. Elle a respecté le droit d'aînesse en venant me voir en premier. Puis elle repartira dans son joli manteau cintré, avec son sac au bout du bras, et elle fera la tournée de ses proches pour leur annoncer, l'un après l'autre : « C'est très mal barré, mais tout va bien. »

Steeven joue son rôle d'homme de la situation même s'il est effondré. Il dit ce qu'on doit dire quand on n'a plus le choix des mots. À ma mère : « Brigitte, on est derrière vous, on va vous soutenir. » À moi : « Lætitia, il faut que tu sois forte. »

Je ne veux plus rien entendre, et je pense avec rage qu'il n'a pas sa place ici. J'imagine le parcours du combattant de ma mère depuis des semaines. La mammographie, une visite de routine qu'elle effectue tous les six mois à cause des antécédents familiaux. À cause de la terreur ancienne d'une fillette qui a vu sa mère atteinte d'un cancer à quarante ans, une femme d'une autre époque peut-être, ou d'une autre sensibilité, qui a refusé la reconstruction de son sein. Voilà ce que ma mère voit aujourd'hui encore quand elle prend soin de la sienne, qui a réchappé du cancer mais n'est plus très vaillante à soixante-quinze ans : une femme avec une énorme balafre en travers d'un torse qui a perdu toute féminité. Alors oui, elle fait des mammographies tous les six mois, et sans rechigner.

J'imagine sa stupéfaction quand on lui annonce qu'elle a une tumeur. Les mots la glacent : « mal placée, derrière la glande mammaire », « invasive », « intracanalaire », « énorme ». Comment est-ce possible en si peu de temps ? À quoi servent ces contrôles, ces précautions ? J'imagine la ponction, l'attente des résultats, dans la solitude qui va de pair avec les très mauvaises nouvelles, malgré le soutien chaleureux et averti de ses collègues de l'ARC. Car, ironie du sort ou prédestination, ma mère est comptable depuis plus de vingt ans dans cette fondation créée pour la recherche sur le cancer. J'imagine enfin les rendez-vous avec les médecins qui fixent la date de l'opération dans l'urgence. Et les mots de Steeven censés me soutenir me donnent la nausée.

La nuit tombe. Ma mère est rentrée chez elle depuis longtemps. Steven et moi essayons de nous concentrer sur un film. Je me lève du canapé pour filer dans ma chambre. J'ouvre le tiroir de la table de nuit où je cache ma réserve de sucreries. Il doit bien rester un bout de chocolat ! Enfin, c'est bon, je sens le fin papier d'aluminium sous mes doigts, derrière la médaille de Notre-Dame de Fátima et le petit chapelet aux boules de bois qui ne quittent jamais mon chevet. Je tire une demi-tablette, et sans même m'asseoir sur mon lit je mâchouille un premier carré. Mes yeux brillent dans le noir. Mais ce n'est pas le chocolat, ce sont les larmes.

2

Ma mère s'en sortira

Je suis une battante. J'ai dix-neuf ans et ma mère, qui en a quarante-deux, se fait opérer aujourd'hui d'un cancer du sein. La force est avec nous, les dieux sont avec nous. J'entre dans le hall de l'Institut Gustave-Roussy à Villejuif, immense, noir de monde comme toujours – si c'était moins laid, on pourrait se croire dans une gare parisienne. J'avance d'un pas ferme, en bon soldat et, en adepte de la méthode Coué, je me répète : « Mamie s'est sortie de son cancer. Maman s'en sortira. » Et bien mieux que sa propre mère, car la chirurgienne qui s'apprête à enlever sa tumeur a accepté de reconstruire son sein pendant l'opération. Jamais je ne verrai ma mère avec une couture boursouflée sur un buste plat.

Le cancer du sein, c'est une habitude dans la famille, d'ailleurs Brigitte m'a dit la veille : « Il fallait bien que je le fasse, mon petit cancer, c'était programmé ! » Elle a pouffé au téléphone, elle ignorait combien elle avait raison. Mais depuis une semaine, notre seul souci, c'est la reconstruction. Ma mère en a toujours voulu à la sienne d'y avoir renoncé. Elle a toujours affirmé que c'était le traumatisme de son enfance. Comment la belle Monique, montée de sa Normandie natale à Paris pour devenir mannequin, a-t-elle pu imposer à ses filles une telle vision ? Comment a-t-elle pu se l'imposer ? Mal mariée à un homme volage, a-t-elle cru que ce stigmate la préserverait définitivement des hommes ? À moins que, devenue une mère vouée à l'éducation de ses sept enfants, elle ait jugé que la coquetterie n'était plus de mise ? À moins enfin que Monique, dont la propre mère est morte en couches à trente-deux ans des suites d'un cancer du sein, ait décidé qu'elle avait assez donné au malheur pour ne pas repasser sur une table d'opération.

Autre génération, autres hantises. Ma mère a couru les chirurgiens à la recherche de celui qui accepterait de pratiquer les deux actes en même temps. Les premiers ont refusé de prendre un tel risque. Qu'à cela ne tienne, ma mère a tiré toutes les sonnettes. Et la troisième était la bonne.

Je suis une battante. Entièrement tournée vers l'avenir. Préoccupée seulement par la logistique, l'organisation des soins après l'opération. Chimiothérapie, radiothérapie ? Obsédée par l'idée de soulager ma mère de tous les aspects pratiques de la vie, je suis pragmatique, dévouée, solide.

Dans l'ascenseur qui me mène à sa chambre, je souris à un gamin accroché à la jambe de son père. Ses grands yeux sont remplis d'inquiétude. Et le père qui lui caresse machinalement la tête a le même regard d'enfant qui ne pourra encaisser un désastre. Je me dis qu'ils doivent, eux aussi, rendre visite à une femme trop jeune pour être dans le service d'oncologie de l'IGR*. Je frissonne sans perdre mon sourire. Quand je sors de l'ascenseur, j'entends les bruits détestables propres aux couloirs des grands malades, un silence entrecoupé de geignements, des sons mats des claquettes en plastique des infirmières sur le lino et des chariots de soins. J'arrête de respirer un instant pour ne pas y ajouter les odeurs douceâtres. « Je suis une battante. Il faut absolument que je rappelle Marie-Claire. » C'est ce que je me dis en poussant la porte de la chambre 709.

Marie-Claire est la meilleure amie de ma mère et elle m'a prévenue la veille qu'on attend mon CV dans une association humanitaire qui cherche une assistante en communication. La communication et l'humanitaire, c'est ma voie, j'en suis sûre. Mais un CV, à mon âge ? Je terminerai dans un an mon BTS. Trois jours par semaine, je suis en stage au service communication et événementiel d'une grosse boîte d'électronique. Que des hommes, hormis ma tutrice, une femme formidable qui fait passer en douceur les plaisanteries un peu grasses de nos collègues. Avec elle, je prépare le Salon de l'électronique et des pots de départ. Beaucoup de pots de départ. Bientôt ce sera le mien car je ne compte pas faire carrière dans l'électronique. Il faut que je rappelle Marie-Claire pour ce CV, bon sang ! Est-ce que dans la rubrique loisirs, je dois mettre que je danse depuis l'âge de six ans ?

Je suis assise au chevet de ma mère, qui vient d'être remontée du bloc. Comment peut-elle être aussi

* Institut Gustave-Roussy.

mignonne sur son lit d'hôpital ? Elle n'a rien perdu de son teint lumineux, une vraie pêche. Ses minuscules créoles lui font un visage de petite fille. Elle a dû réussir à cacher ses boucles d'oreilles sous sa charlotte en papier pour les garder pendant l'intervention. Elle entrouvre les yeux. Je lui souris, je prends sa main. Elle referme les yeux. Je ne peux tout de même pas téléphoner de sa chambre ! Dans mon CV, je ne peux pas mettre que ma mère vient de se faire opérer d'un cancer du sein mais que je suis une fille pragmatique, dévouée, solide. Pourquoi cette histoire de CV me bouffe-t-elle la tête dans un moment pareil ? Si ma sœur m'avait accompagnée, j'aurais pu sortir de la chambre et passer ce coup de fil. Mais Audrey est trop jeune et trop sensible pour aller dans les hôpitaux, ainsi en a décidé ma mère. Alors Audrey ne va pas dans les hôpitaux. Nous n'avons que dix-huit mois d'écart, ce n'est plus un bébé, non ? Ce que j'ignore à ce moment-là, c'est que ma sœur passera des journées entières à Curie quelques années plus tard, avec un dévouement exemplaire. Car ma mère ne sera plus là, et je n'aurai plus qu'elle pour me donner du courage.

Ma mère reprend doucement conscience. Je la sens qui revient vers moi. C'est un moment d'intimité très doux, presque paisible, s'il n'y avait cette histoire de CV qui me trotte toujours dans la tête. Pour changer de l'électronique, j'ai bien pensé au luxe, la voie royale dans la com. J'aurais enfin un salaire correct, et nous en avons bien besoin, Steeven et moi. Il a un emploi dans l'enseignement, ce qui nous a permis de nous installer ensemble. Mais nous voulons fonder une famille et le lycée privé où il travaille n'autorise pas son personnel à avoir des rêves de confort. Pourtant je pressens déjà que le monde du luxe n'est pas fait pour moi. J'aime la performance, mais j'aime plus encore me sentir utile. Être performante pour les autres, cette idée me plaît, et me soulage un instant. Oui, j'aime les gens et les aider. Et ma mère pourrait me faire une belle lettre de recommandation ! Je souris à cette idée stupide, mais c'est vrai que Brigitte a une sacrée plume. Le moindre de ses petits mots est écrit avec un soin et une justesse qui forcent l'admiration. Je lui caresse le front alors qu'elle essaie de se soulever dans son lit. J'attends qu'elle prononce les premiers mots. « Ma Mimi, c'est bon, nous en sommes sorties. » Ou bien : « J'imaginais que ce serait plus douloureux. C'est très supportable. » Ou encore : « Ma poupette, appelle l'infirmière, j'ai très mal. » La seule chose que je ne peux prévoir, c'est la scène qui m'attend. Qui nous attend.

3

Le physique, on s'en balance

Ma mère est bien réveillée maintenant. Dans un geste réflexe, elle porte la main à sa poitrine entourée de bandages. Elle fronce les sourcils. Recommence. Abaisse le drap. Et d'un seul regard, nous découvrons ce qui n'était pas envisageable un instant plus tôt. Elle a subi une ablation du sein, mais la reconstruction n'a pas été faite. Ma mère pousse un long cri qui me déchire le cœur. Un cri qui ne suffit pas à la vider de sa déception. Elle hurle de nouveau à se casser la voix. Elle appuie à l'endroit où pointait un petit sein ferme de jeune fille, malgré trois grossesses. Elle pleure en répétant d'un ton impérieux : « Appelle-les, Mimi, trouve-les-moi. » Elle cherche la sonnette des yeux. J'ai le sentiment que cette scène ne prendra jamais fin.

Deux infirmières accourent dans la chambre sans qu'elle ait eu besoin de les biper. Elles non plus ne comprennent rien à ce qui ressemble à une erreur d'appréciation. Mais de qui ? De la patiente ou de la chirurgienne ? Comment a-t-on pu manquer de prévenir cette pauvre femme des conséquences d'une telle opération ? Elles sortent de la chambre à reculons, comme tétanisées par la peur de ce qui va suivre. L'une va chercher des calmants, l'autre doit se précipiter sur le téléphone pour appeler la chirurgienne à la rescousse. Au même moment, ma mère fait une brève syncope après avoir hurlé, plusieurs fois, qu'elle voulait mourir. Et c'est bien de mort dont va parler la chirurgienne quand elle arrivera quinze minutes plus tard. De risques mortels.

« Madame, calmez-vous. Tout était touché. Votre cancer était à un stade si avancé que je ne pouvais rien faire d'autre. »

La froideur de cette femme me semble inhumaine. À ma mère aussi visiblement. Ce qui la fait passer des larmes à la fureur.

« Mais vous me l'aviez promis. C'est pour ça que je vous ai choisie. C'est l'unique raison. »

La chirurgienne en a déjà sa claque, c'est clair. Elle a d'autres urgences, et elle s'adresse à moi sur un ton presque menaçant :

« Mon travail, c'est de sauver les gens. Le physique, on s'en balance dans un cas pareil. »

Elle s'exprime comme un loulou de banlieue, maintenant. Qu'est-ce qu'il lui prend ? « Elle est dingue, ou complètement dépassée par les événements », me dis-je. Ma mère ne veut rien entendre. Elle, elle s'en « balance » de mourir, si elle doit vivre avec une poitrine de bête de foire. À son tour de faire jouer la culpabilité :

« Mais comment une femme peut infliger ça à une autre femme ?

— Vous ne parlez pas à une femme mais au chirurgien, que ce soit bien clair. »

J'ai dix-neuf ans. Je ne suis plus valeureuse. Je suis la petite fille terrifiée d'avoir perdu sa mère nourricière, sa mère séduisante, sa mère entière. Je retiens un haut-le-cœur. J'ignore encore que cette scène resurgira souvent à l'improviste dans ma tête, me coupant le souffle, me faisant implorer le ciel de ne jamais vivre une chose pareille.

Je suis seule dans la chambre avec une femme en proie à des hallucinations, dues aux somnifères mêlés à l'angoisse. Dans un demi-délire, elle appelle son frère Philippe, mort à trente-trois ans d'un cancer fulgurant des ganglions. Elle le supplie de venir l'arracher à son lit de souffrance.

À dix-sept ans, ma mère est tombée amoureuse de mon père. Rui ressemble à un acteur de cinéma italien des années 1960. Sauf qu'il est portugais. Une tignasse noire qui semble toujours rabattue en arrière par le vent, comme s'il conduisait une décapotable sur une route bordée par la mer. Il a aussi le teint mat des hommes qui regardent le soleil en face. Ses beaux yeux bruns, son nez légèrement épaté et retroussé, sa bouche aux accents narquois lui donnent un charme irrésistible. C'est d'ailleurs ce que pensent les copains de son atelier de carrosserie, qui adorent faire la fête avec lui après le boulot. Rui est très jeune quand il devient père de famille. Et il est fier de m'apporter plus que le nécessaire, ainsi qu'à sa femme, si sérieuse, travailleuse, cette boule d'énergie qui a fait cinq fausses couches avant de me mettre au jour car elle ne tient pas en place.

Rui est un homme, un vrai, élevé par une mère bienveillante et sans autre aspiration que de donner le meilleur à ses deux enfants. Ce fils choyé, devenu un bon vivant, un danseur hors pair, ignore ce qu'une femme peut espérer de son époux, hormis la sécurité matérielle et morale. C'est mal connaître Brigitte et ses attentes de petite héroïne romantique. Avec la pudeur qui le caractérisait, où perçaient l'affection et le respect pour sa première femme, mon père me dirait plus tard : « Ta mère attendait des choses que je n'étais pas capable de lui donner. Les hommes sont comme ça. »

En effet, Brigitte attend de l'homme de sa vie qu'il la fasse rêver à un monde meilleur, fait de culture, de raffinement et d'échanges. Rien à voir avec l'argent mais avec une vision élevée de soi et des siens, où les aspirations intellectuelles sont stimulées par un amour fou. Brigitte n'a rien oublié des espoirs de sa mère quand elle posait pour les photographes à Paris ni de son destin brisé par un mariage malheureux. Et elle redoute déjà de s'être fourvoyée. De dispute en dispute, mon père est de plus en plus souvent absent. Et ma mère de plus en plus souvent seule avec ses deux filles. Car Audrey est née, une ravissante brune aux yeux verts, au teint diaphane rehaussé de taches de rousseur. Avec l'arrivée de ce deuxième enfant, il a fallu quitter le 14e arrondissement de Paris, pour Choisy dans la banlieue sud. Du coup, ma mère n'arrête plus de courir entre le boulot, les courses et ses gamines à élever. Dans son lit le soir, ayant revêtu une des soyeuses chemises de nuit dont elle raf fole, elle se dit que quitte à être seule, autant l'être vraiment. Elle se dit aussi que sa jeunesse est en train d'être dévorée par les désillusions et qu'elle ne mérite pas ça. Elle est belle, aucun homme ne s'y trompe. Et lentement, cette femme à la tête bien faite se convainc que son principal atout est ce corps attirant, que la séduction, le désir sont les seules choses à préserver. Cette idée ne l'a jamais laissée en repos. Allez faire comprendre ça à une chirurgienne pressée.

Quand Brigitte quitte mon père, elle n'est pas encore prête pour refaire sa vie, quoi qu'elle en pense. D'abord, elle est très attachée à sa belle-famille, qui ne cessera jamais de la considérer comme sa propre fille même si, dans un premier temps, elle prend mal l'éclatement de notre foyer. L'incompréhension gagne les amis, les connaissances, les sœurs de ma mère et son frère Claude, devenu le meilleur ami de mon père. Pourquoi quitter un tel homme ? Il faut qu'elle soit bien ingrate, ou perdue dans ses rêveries de midinette. Sans doute penseraient-ils eux aussi que la vie vaut bien un sein en moins.

Durant trois ans ma mère ne se soucie plus que de ses deux filles. Elle et moi formons le nouveau couple de la maison. Fusionnel, passionné, et exclusif de mon côté. D'ailleurs, je n'ai pas manqué de le faire savoir avant le départ de mon père : « Si papa s'en va, moi je suis là. » De même que je n'ai pas manqué de manifester ma déception en voyant surgir entre nous cette nouvelle petite fille aux prunelles de chat. Ma mère lit dans mes yeux tantôt une admiration sans bornes pour sa beauté, ses toilettes, le soin qu'elle prend d'elle, tantôt une anxiété de plus en plus intense. Comment ai-je compris, à six ans à peine, qu'elle se saigne aux quatre veines pour nous donner la meilleure éducation ? Tenues de princesse, cours de danse, école privée. Elle ne se plaint pourtant jamais, obsédée par l'idée de paraître irréprochable. Je suis une intuitive, trop mûre pour mon âge, et plus je sens ma mère triste, en mal d'amour, fragilisée, plus je veux être forte et aimante. Audrey, elle, a trouvé la parade. Toute petite, elle a décidé de vivre dans sa bulle, de ne pas faire de vagues, de se la couler douce. Jamais un cri. Elle paraît si calme et détachée que ça finit par m'énerver. Lors d'une visite chez le pédiatre, celui-ci s'étonne de la multitude de bleus sur les fesses rebondies du bébé. Ma mère rentre à la maison perplexe. Elle n'a pas à m'interroger longtemps pour découvrir que je passe un parapluie à travers les barreaux du lit et pique le derrière de ma sœur endormie. Ma mère échappe de peu au signalement auprès des services sociaux. C'est du moins ainsi que s'écrira la légende familiale !

Peu à peu, ma mère sombre dans la mélancolie à force de rigueur. On dirait que sa vie se rétracte tout doucement, que son univers rétrécit comme une peau de chagrin. Pourtant je ne suis pas plus rassurée quand elle se transforme en consommatrice euphorique, même si je n'en ai pas encore conscience. Car, enfant, j'aime autant que je redoute ces périodes de dépenses compulsives où rien n'est trop beau pour ses filles comme pour elle. Mais quand, un week-end sur deux, ma sœur et moi devons partir chez mon père, je ne vis plus. Ma gorge se serre à l'idée de l'abandonner et j'ai le sentiment de passer quarante-huit heures en apnée.

Bientôt, ces achats déraisonnables et les dettes plongent ma mère dans un nouveau désarroi, né d'un sentiment d'insécurité croissant. Elle est prête. Prête à tomber dans les bras du premier charmeur venu. Surtout s'il parvient à la convaincre qu'il la sort du caniveau avec ses deux filles et qu'il va nous sauver. De quoi ? Il est seul à le savoir. Cet homme-là, je le détesterai au premier coup d'œil, sans doute injustement, et cette méfiance ne s'éteindra que le jour où ma mère le quittera. En attendant, sous les yeux de cet homme, Brigitte redevient une séductrice. Bien dans sa peau, elle relève la tête.

La nuit tombe dans la chambre et je me dis qu'elle n'a pas renoncé au grand amour, que ce sein mutilé est inconciliable avec ses attentes de femme. Je pense à elle, gamine, placée dans une famille quand sa propre mère est tombée malade. Brigitte n'a jamais oublié sa détresse d'alors, et son besoin d'affection insatiable trouve sans doute une explication dans cette séparation brutale. Je n'oublie rien de tout ça moi non plus, et ne désire que sa sérénité.

Une infirmière allume la lumière en entrant, vient vérifier le goutte-à-goutte de calmants. Trop tard pour appeler Marie-Claire. Trop tôt pour la sérénité.

4

Tout ce qui compte, c'est qu'elle vive

À quelle époque, ma mère et moi, avons-nous commencé à dire « chat noir » sitôt qu'un danger menaçait notre vie ? « Chat noir » pour conjurer le mauvais sort et faire un pied de nez à la malchance. Mais peu à peu l'accumulation de nouvelles difficiles à surmonter allait me donner un sentiment de malédiction et d'impuissance mêlées. Ni la superstition ni l'humour ne seraient plus d'aucun secours.

Impuissante, je le suis pour la première fois quand je reviens dans la chambre d'hôpital le lendemain. Ma mère est mutique, prostrée. Ses yeux fixent le bout de son lit. Quand elle parle, c'est pour répéter d'un ton plaintif : « Je souffre le martyre. » Ou : « Tu ne peux pas comprendre. »

Ce que je comprends, c'est que cette éternelle rebelle, cette femme d'une volonté à toute épreuve, toujours à se projeter dans l'avenir, est en proie au découragement. On dirait qu'une dépression foudroyante a fait muter sa personnalité profonde en une nuit. Elle qui n'est jamais restée alitée ne parvient pas à se lever ni à se laver. Elle refuse les visites, celle de mon frère et de ma sœur. Elle s'évertue à me décourager de venir.

Comme elle me rabroue, les mots de réconfort restent au bord de mes lèvres. Où est-elle, ma mère « *pump it up* », comme j'aime à la surnommer ? « Allez, monte le son, ma chère maman, *pump, pump, pump it up*, monte le son comme avant, quand l'adversité ne t'empêchait ni de danser ni de chanter. La partie n'est pas finie et ne sera pas simple. »

Alors qu'elle ne peut retenir ses larmes, je la revois en voiture nous conduisant au rythme du « Coup de soleil » de Richard Cocciante ou du « J'te l'dis quand même » de Patrick Bruel, chantant à tue-tête avec ses filles des chansons d'amour tristes qui nous mettaient sens dessus dessous. Je la revois avec mon père, il est au piano, elle chante « J'ai encore rêvé d'elle » de sa voix juste et haut perchée. Je la vois écolière tenant la note dans la chorale, galvanisée par les vrilles de Nana Mouskouri. Sa Nana, quelle ringarde ! Mais, aujourd'hui, je serais prête à écouter en boucle son infatigable rossignol grec, si ça pouvait lui remonter le moral.

Un traitement lourd l'attend et je suis paniquée, tout comme ma sœur, à l'idée qu'elle lâche prise. Dans un regain d'énergie, elle lance : « Cette chirurgienne, je vais la détruire », pour sombrer aussitôt après. Voilà la douleur que la médecine ne veut pas prendre en compte et balaie d'un revers de la main, seulement préoccupée de sauver des vies. Rien ni personne pour préparer les femmes à cette mutilation honteuse. Et moi, je cherche le mode d'emploi pour éviter à ma mère de ressasser jusqu'à l'obsession l'humiliation de ne plus être une femme, ou qu'une femme au rabais, qui devra désormais se cacher aussi bien des hommes que de ses enfants.

Maladroitement, j'essaie de la rassurer en lui rapportant les propos d'Audrey, pleins de bon sens : « Ce n'est pas possible, elle doit se reprendre. Un sein en moins, ce n'est pas grave, tout ce qui compte c'est qu'elle vive. » Mais alors la colère de ma mère redouble, et j'y vois malgré moi un égoïsme déplacé. Tout ce que je tente pour la remonter tombe à plat, devient prétexte à des réflexions acerbes.

« Tu dois te battre, accepte l'idée que c'est provisoire.

— Tu es complètement ahurie, ma pauvre fille. »

Je connais une femme parfois débordée par la nervosité, jusqu'à l'hystérie quand la coupe est pleine ; mais pas cette femme hostile. Je connais une femme fantasque, capable de grosses bêtises quand elle se débat avec la poisse ; mais pas cette femme injuste qui ne comprend pas pourquoi ses propres sœurs sont épargnées alors qu'elle souffre. Je connais une femme qui est toujours « remontée sur le ring », comme elle le disait ; pas cette petite chose passive.

Je suis près de craquer, enfermée dès que j'ai une minute dans cette chambre qui pue le désespoir. « Et encore, me dis-je, elle n'a rien vu ! » Que se passera-t-il lorsqu'elle devra enlever son bandage et qu'elle sera confrontée à son reflet dans la glace ? Pas question de la laisser vivre ce moment seule, ou en compagnie d'une infirmière qui aura décidé une fois pour toutes que « ça n'est pas bien grave » en comparaison d'une malade dont elle aura dû recueillir le dernier souffle.

Je trouve l'énergie de rappeler à ma mère que la nudité ne nous a jamais effarouchées. Brigitte a bien profité des trois années à la maison sans homme pour se balader en petites tenues dans l'appartement quand ça lui chantait.

« Tu vas m'enlever ce bandage. Je me sens prête, lui dis-je, même à voir le pire. »

Elle refuse. Je m'effondre. Elle se sent coupable de refuser. Je bataille avec ses souvenirs maudits, son cauchemar récurrent à cause de la poitrine de ma grand-mère. Je la supplie de ne pas se couper de moi. De ne pas me détruire.

Trois jours plus tard, quand je pousse la porte de sa chambre, ma mère n'est plus la même. Ou plutôt, elle est redevenue elle-même. Elle porte un élégant peignoir cache-cœur en satin bleu, croisé sur un pyjama coordonné. Sous le tissu, je devine, enfin, une coque et un soutien-gorge de contention ! Ma mère a enlevé ses bandages, elle a vu, elle a accepté. Avec un pauvre sourire de renoncement, elle me décrit une cicatrice horrible, plus de mamelon. Mais elle a enfin compris que c'est le prix à payer. « Terminée, la fixation sur ce sein. On me l'a enlevé pour que je vive. Pas pour que je me laisse mourir de tristesse. »

Le cancer du sein nous poursuit de génération en génération mais, en une phrase de guerrière, ma mère vient de nous débarrasser du statut de victimes. Elle rompt le pacte avec la fatalité qui rôdait autour de nous. Elle me donne sans le savoir les armes pour me battre, le jour où les choix décisifs s'imposeront.

On ne dira jamais assez l'importance d'un couple uni dans un moment comme celui-là. On ne répétera jamais assez que rares sont les hommes à la hauteur. J'ai parfois considéré qu'en amour, ma mère avait manqué de lucidité et n'avait pas toujours su éviter les chats noirs. Après avoir rompu avec l'homme intraitable qui avait succédé à mon père, elle a passé deux ans sur la brèche, à se laisser entortiller par des types incapables de lui prodiguer la tendresse à laquelle elle aspirait, incapables de stabilité.

Son nouveau compagnon a quinze ans de moins qu'elle. Elle l'a rencontré à la soirée de nouvel an d'une collègue de l'ARC en 1999, quelques mois avant qu'on diagnostique son cancer du sein. Laurent est béat devant cette conquête inespérée. Si on ne les prend pas pour un couple dans la rue, ce n'est pas à cause de leur différence d'âge, mais parce qu'on a rarement vu gens si peu assortis : elle, dans ses twin-sets en cachemire et ses jupes crayon, lui, en blouson Schott, Nike Air aux pieds, avec l'allure d'un kéké sortant de la cour de récré. Mais pour qui les connaît, c'est juste l'alliance d'une femme en manque d'amour et d'un jeune homme qui en a bavé dans son enfance. Affectueux comme un chiot, Laurent couvre Brigitte de baisers, se colle à elle du matin au soir, mais c'est pour mieux se volatiliser quand elle est affaiblie. Du coup, c'est elle qui le prend en filature pour le sortir des troquets où il retrouve ses copains. Coupable et repentant, il rentre tête basse. Elle lui pardonne.

Devenue adulte, j'ai appris à être moins possessive avec ma mère, et à sa sortie de l'hôpital je rêve que cet homme l'aide à surmonter sa maladie. Laurent le fait sans doute, à sa manière puérile. De toute façon, elle est si touchée par son désir, au moment où elle se sent la moins désirable, qu'elle ne peut se passer de lui.

Plus elle doute de sa place en tant que femme, plus elle se montre une mère exceptionnelle, sans doute tenaillée par le pressentiment que le temps nous est compté. Mère, c'est le rôle de sa vie. Malgré la chimiothérapie, à raison d'une séance par mois, elle refuse de se plaindre, d'arrêter de travailler, et redouble d'attentions pour Geoffrey, qui n'a que neuf ans. Elle seule parvient à guérir mon jeune frère des TOC qui empoisonnent son existence.

Pour ses trois enfants, elle reprend du poil de la bête. Elle se bricole des soutiens-gorge adaptés à son nouveau corps. Je cours les boutiques avec elle pour l'aider à supporter ce moment pénible. Je vois son visage défait dans le miroir et je maudis les stylistes en lingerie qui négligent les femmes diminuées par la maladie. Mais sitôt sortie du magasin, elle recouvre sa bonne humeur. Et je veux y croire.

Après avoir essayé plusieurs protocoles plus ou moins adaptés pendant les six mois de chimiothérapie, elle doit maintenant endurer la radiothérapie. Elle souffre, ça la brûle, mais elle tient le coup. Je l'accompagne à chaque séance. Toutes mes RTT vont y passer. Mon employeur est compréhensif : c'est normal, je suis désormais chargée de communication à l'ARC. J'ai fait mon stage de troisième année de BTS dans cette association et j'en ai gardé un si bon souvenir que j'ai toujours guetté le moment où un poste s'y libérerait pour moi. Et puis, stage ou pas, l'ARC fait partie de ma vie depuis mon enfance. Les collègues de ma mère sont aussi ses amies. Ma sœur et moi n'avons pas manqué un Noël de l'association. Un des rituels dont mon altruiste de mère ne nous a jamais dispensées, tout comme d'apporter nos vêtements trop petits aux Orphelins d'Auteuil, ou de passer le brevet de secourisme à la Croix-Rouge. Du coup, à l'ARC, je me sens comme un poisson dans l'eau. Et quand nous ne sommes pas à « Grussy », je peux continuer à veiller sur ma mère. Nous travaillons à quelques mètres l'une de l'autre et déjeunons ensemble chaque jour. Jamais cette proximité ne nous pèse. La relation qui se noue à ce moment-là entre nous est plus solide et plus confiante que jamais. Il lui reste sept ans à vivre. Est-ce qu'elle le sent ? Est-ce que je m'en doute ?

5

Je veux juste faire attention

Pourtant tout n'a pas toujours été idyllique entre ma mère et moi. À douze ans, je ne peux plus supporter l'homme qu'elle s'est choisi après mon père. Certes, elle est très amoureuse, subjuguée par ce beau mâle, mais je ne suis pas mariée avec lui et le ressentiment accumulé menace de déborder. Avec l'intransigeance de l'adolescence, je ne cesse de répéter qu'il est « nul », et n'ai aucune reconnaissance pour cet homme qui nous a installées, ma mère, ma sœur et moi, dans un bel appartement lumineux. À mes yeux de gamine révoltée, il a les manies tatillonnes d'un adjudant. Dès l'âge de sept ans, je verrai ma vie réglée comme à la caserne avec des horaires précis pour les devoirs, la douche, le coucher et même les loisirs. Je me sens si rejetée après des années d'osmose avec ma mère que je m'exclus encore davantage. Pour énerver mon ennemi, je parle portugais à la maison, et comme je suis la seule à le pratiquer, c'est avec mes Barbie que je discours dans la langue de mon père. Ayant conservé de ma vie avec une mère isolée des habitudes de mini-femme d'intérieur, je brique la cuisine quand Brigitte est débordée, bien que nous ayons désormais une femme de ménage. Allez savoir pourquoi, il prend cette habitude en grippe. Un jour, il me glisse un billet de banque ; je le regarde, étonnée, et il m'explique en riant : « C'est ce qu'on fait avec les Portugaises qui font le ménage. » Son humour tombe à plat, je me sens humiliée. Ma vengeance est pour le moins disproportionnée : à l'école, j'invente qu'il nous bat ma sœur et moi. Ma mère est convoquée par le principal du collège. Mon beau-père ne me le pardonnera jamais.

Moments de répit : les week-ends chez mes grands-parents paternels, deux personnages angéliques qui me réconcilient avec l'existence. Papiche et mamiche habitent dans un petit appartement de la rue Poliveau, à côté de la gare d'Austerlitz. Ils n'ont jamais cessé de s'aimer et ce couple à l'ancienne me fait du bien. Ils adorent se taquiner, faire la fête et danser. Ma grand-mère est fière d'avoir toujours été appréciée par ses patronnes chez lesquelles elle fait le ménage, et leur est reconnaissante de leur gentillesse. C'est une femme qui n'a de cesse de rendre les autres heureux. Sa fille Esmeralda, qui est aussi ma marraine, héritera de ce tempérament généreux et deviendra l'une de mes mères de substitution après la disparition de la mienne.

Si je ne m'installe pas chez mes grands-parents quand je fugue de la maison à treize ans, c'est que je veux couper les ponts avec la famille. Je me réfugie chez mon amie Noémie. Sonia, sa mère célibataire, me recueille avec mon stress et ma mauvaise humeur. Elle m'a toujours choyée. Et je pense alors que sa fille a bien du bol d'être élevée sans un homme à demeure. Je suis une adolescente en colère. Où est passée la fillette à laquelle Sonia apprenait à faire des tresses, la gosse espiègle qui adorait rire et traîner avec ses copines ?

On peut remonter plus loin pour expliquer la passion que je voue à ma mère, interrompue par une crise d'adolescence qui finira par nous rapprocher plus encore. Enceinte de moi, Brigitte contracte la toxoplasmose. Après cinq fausses couches, elle est angoissée à l'idée que je ne sois pas normale, mais mon arrivée la délivre de ses craintes. Les infirmières la complimentent sur ce joli bébé au nez retroussé, au teint doré et aux pommettes hautes. Ma mère me surnomme la belette et il faut attendre quelques jours pour découvrir qu'elle m'a transmis le virus. J'hérite d'une maladie auto-immune qui crée de gros pics d'inflammation, exige une antibiothérapie costaude et une surveillance régulière de mes yeux. Je fais mes premiers pas à la Salpêtrière, où je suis convoquée pour des examens et des prélèvements sanguins. Ces courts séjours à l'hôpital sont sans doute aussi douloureux pour ma mère que pour moi. On décèle une anorexie du nourrisson. Mon besoin d'affection est si grand que je le reporte en partie sur mon infirmière, à tel point que je la reconnaîtrai, une vingtaine d'années plus tard, dans un magasin de papier peint en respirant son odeur sans doute ancrée dans ma mémoire. De retour à la maison, ma mère me couve et le hasard veut que mon état de santé ne présente plus le moindre risque à dix-huit mois… juste à la naissance d'Audrey.

Je comprends aussitôt que cette dernière me vole la vedette. Et je n'ai de cesse de la récupérer en alternant caprices et fantaisies. Je continue à être difficile avec la nourriture et fais enrager ma mère en décidant de sucer le jus des clémentines sans jamais en avaler un morceau. Mais je la séduis la minute d'après en faisant le clown à la maison, et en étant la première en classe.

À six ans, ma vie prend un nouveau tournant. Dans le centre commercial de Choisy-le-Roi, je tire sur la main de ma mère pour l'attirer vers une grande baie vitrée derrière laquelle des jeunes femmes enchaînent pointes et grand écart. Mon manège dure quelques semaines, jusqu'au jour où j'échappe à sa surveillance et pousse la porte du cours de Valérie Motta, danseuse dans la troupe de Michel Fugain, le fameux Big Bazar.

« Moi aussi, je veux faire de la danse. »

Valérie me regarde sans perdre son sérieux. « Ah oui ? Montre-moi ce dont tu es capable. Je suis sûre que tu ne sais même pas faire un dos droit. »

Je m'y colle gracieusement, et la chance est avec moi, car Valérie est sur le point d'ouvrir un cours pour enfants ; mon irruption intempestive va juste précipiter les choses. À coups de six heures d'entraînement par semaine, j'atteins vite mon objectif : intégrer la classe supérieure, où ma sœur me rejoint deux ans plus tard. Dans ce domaine, je ne lui impose pas de concurrence ; au contraire, je veux qu'elle progresse et ressente comme moi le bonheur d'être sur scène. Nous formons un duo complémentaire. Audrey est réservée, mais elle est plus élancée que moi. Sur les photos, on nous voit à huit et six ans prendre la pose avec un air un peu trop mutin pour notre âge, en collant noir et body rouge, avec un vrai bandeau à la Olivia Newton-John dans nos cheveux bruns.

De spectacle en plateau télé, de casting en concours de beauté, Audrey est prise dans une agence de mannequins pour enfants. Pas moi. Nous postulons pour danser la lambada avec d'autres gamins derrière Chico et Roberta. Audrey est sélectionnée, pas moi. Françoise Le Cornec organise un shooting pour *OK Podium.* On garde le visage d'Audrey, on prend les photos de mes mains pour les pages beauté. Je vis un grand moment de solitude, me dis que je devrai me contenter des imitations d'Élie Kakou à la maison et me demande si la belette n'est pas devenue un vilain petit canard. Je dois à ma mère de remonter sur ma bête.

« Tu es une beauté piquante. Et n'oublie pas, si tu as l'œil du tigre, tu obtiendras ce que tu veux dans la vie », m'explique-t-elle.

Je retiens trop bien la leçon. Je ne tiens plus en place, je m'éclate. Quand je ne me casse pas un pied en VTT, c'est un bras en sautant d'un arbre. Épuisée par les coups de fil en urgence des directeurs du collège ou des colonies de vacances, ma mère me dit un jour : « Je te souhaite d'avoir une fille ni plus ni moins casse-cou que toi, juste comme toi, pour mesurer ce que tu m'as fait endurer. »

Mais seule la danse reste un exutoire, l'épuisement me vide de toutes mes peurs. Sauf une : la peur de la mort.

Dans la journée, rien n'a changé. Je veux que ça chante, que ça danse. Je dirige mes copines à la baguette, je les saoule de bavardages, j'éclate de rire à la moindre occasion. Mais à l'approche de la nuit, j'éprouve des angoisses de nouveau-né. Je me réveille en hurlant en proie à des cauchemars morbides. Je finis par rêver que je crève les yeux de mon beau-père, l'adjudant-chef qui ne s'améliore pas avec le temps, pas même depuis la naissance de son fils Geoffrey. Ai-je aussi rêvé qu'il brutalisait ma mère ?

Alors que j'ai atteint seize ans, ma mère s'aperçoit que les paquets de gâteaux ne disparaissent plus dans les placards. Que je regarde d'un œil soupçonneux la quantité de beurre qui fond dans la poêle. Le contenu de mes assiettes atterrit de plus en plus souvent dans la poubelle. Je me pèse dix fois par jour. « Je veux juste faire attention. » C'est la réponse préférée des anorexiques.

Je hais le climat familial miné par les crises incessantes, je viens d'avoir ma première relation sexuelle et je veux m'envoler sur scène en dansant, autant de raisons de me préférer mince. Puis maigre. Puis d'une maigreur inquiétante. L'anorexie mentale restrictive consiste à supprimer des catégories d'aliments au fil des jours. Ma mère veut encore se raccrocher à l'idée que j'essaie de me singulariser. D'attirer son attention. Mais après la consultation d'un psychiatre du Kremlin-Bicêtre, elle ne peut plus nier l'évidence. Depuis toujours, la culpabilité fonctionne entre nous selon le principe des vases communicants. À son tour de ne plus dormir. De lire le moindre article sur l'anorexie. De se demander à quel moment elle a pu faillir. On lui parle de pulsions suicidaires, elle pense au conflit qui nous oppose depuis deux ans. On évoque un problème d'image de soi, une obsession du contrôle, elle se dit qu'elle m'a endoctrinée avec son culte de l'élégance qui va de pair avec une silhouette filiforme. Elle se mord les doigts de m'avoir inspiré une telle fascination. Puis de m'avoir giflée la première fois qu'elle m'a vue maquillée. Elle finit même par regretter de m'avoir transmis sa passion pour Céline Dion, devenue mon modèle, une star dont la minceur me semble le comble du chic.

Quand ma mère rompt avec l'homme qui partage sa vie, notre relation s'apaise. Je l'admire de s'être sortie d'une liaison qui lui offrait confort et respectabilité en échange d'une apparente soumission. Alors que je ne croyais plus en elle, elle me renvoie une fois encore l'image d'une femme qui mène sa route en se fiant à ses convictions intimes.

Depuis la disparition de ma mère en 2006, je n'ai pas passé une journée sans penser à elle, sans lui parler intérieurement, sans souffrir de ne pouvoir échanger avec elle. Les fugues, l'anorexie comme les moments de complicité, tout était destiné à faire renaître cette fusion que nous avions créée dans les moments difficiles. Audrey et Geoffrey y ont toujours vu une dépendance malsaine pour moi, et encombrante pour eux. Ai-je trop aimé ma mère ? Aujourd'hui, sachant que nous étions aussi liées par un gène défaillant, je refuse de m'interroger sur cet attachement excessif qui a nourri mes joies d'enfant.

Mais en 2002, alors qu'elle est en rémission de son cancer et que nous la croyons guérie, alors que l'opération de reconstruction de son sein est programmée, tout comme mon mariage avec Steeven, je me sens à la bonne place dans ma famille et dans le monde, je me sens libre.

6

Ce n'est pas ta mère, c'est ton père

Entre deux séances de radiothérapie, ma mère part en vacances pour l'Égypte avec mon frère et des amis. Rien ne semble plus l'abattre, elle veut nous faire oublier les dernières années. Et elle y parvient. Je ne peux m'empêcher de m'inquiéter un peu à l'idée de la chaleur qu'elle devra supporter. Mais elle n'a qu'un souci : le maillot de bain adapté à son nouveau décolleté. Fini les maillots bon marché, elle court les boutiques de luxe, elle évalue l'élasticité, la robustesse du tissu, la taille du bonnet où elle pourra placer sa prothèse externe. J'arrive chez elle quand elle ferme sa valise, l'air comblé, sur une dizaine de maillots de toutes les formes et de toutes les couleurs. Elle a dépensé une fortune. Et elle a bien fait car Geoffrey se souviendra de ce dernier voyage avec sa mère comme d'un moment idyllique.

Bientôt les contorsions à la plage, la tristesse dans les cabines d'essayage seront derrière elle. Rendez-vous a été pris à la rentrée pour la reconstruction. Hélas, le résultat est décevant. Asymétrie entre les deux seins ; le galbe, le tombé n'ont rien à voir. Un sein reconstruit ne peut rivaliser avec la nature. Une seule solution, placer une coque dans le sein indemne pour rétablir une harmonie. Deuxième intervention chirurgicale. C'est mieux. Mais sans aréole ni mamelon, un sein n'est plus un sein. Troisième intervention. Troisième déception. Pour la greffe du mamelon, le chirurgien prélève la chair sur les lèvres intimes ou le lobe de l'oreille. Pour le tatouage de l'aréole, il a été généralement formé par une esthéticienne en maquillage permanent qui lui enseigne la dermographie.

« Mon sein sent le cochon brûlé, me dit ma mère à son retour de la clinique. C'est le tatouage, ils m'ont cramé la peau. »

Renseignements pris, c'est impossible. J'appelle ma mère pour la rassurer.

« Tu es sûre, pour cette histoire d'odeur ? D'après mes informations, on t'a juste déposé du pigment sous la peau pour la couleur. Et on a recréé le volume par des ombres. Il n'y a aucune brûlure. Demande au médecin, ce sont peut-être les effets secondaires de la radiothérapie. »

Ma mère doit sourire au téléphone devant mon savoir tout neuf.

« Écoute, ma Mimi, tu as peut-être raison. J'ai dû inventer cette histoire d'odeur. Mais tu verrais ça ! On dirait une peau de porc, c'est tout marbré. »

Effectivement, quand je vois le résultat, il n'est pas convaincant et je ne peux pas dire qu'on s'y tromperait. Heureusement, en douze ans, ces techniques ont fait d'énormes progrès. Aujourd'hui, pour l'aréole, on greffe un morceau de peau de l'aine. Le mamelon est recréé en 3D, d'après la photo du mamelon sain. On utilise ensuite un lambeau de peau local, plié et tatoué. Et les témoignages des femmes prouvent qu'elles préfèrent cet artifice à un sein borgne. Mais ma mère a été un cobaye.

Avant de raccrocher, elle me dit d'un ton résigné : « Ma Mimi, on cache la misère, mais c'est toujours la misère. »

L'être humain est ainsi fait qu'il pense avoir droit à un quota de déveine. Après un gros malheur, il imagine qu'il a eu son content et que la roue va tourner. C'est plus fort que tout. Si on en bave, c'est forcément pour repartir du bon pied. En 2002, j'espère peut-être gagner au Loto, partir vivre au bout du monde ; j'ai oublié les rêves de la gamine de vingt ans aux yeux rieurs, aux joues pleines et à la frange épaisse, mais je me sens protégée, intouchable.

Le 11 février 2002, à mille kilomètres de chez moi, au Portugal, le carnaval a commencé depuis la veille. Mes grands-parents paternels sont retournés s'installer dans leur village natal depuis un an, et mon père les a suivis cinq mois plus tard avec sa nouvelle femme et mon frère, Alexis – chez nous pas de demi-frère, remariage ou pas, les liens sont les mêmes. Mon père a jugé que ses deux filles étaient sorties d'affaire et qu'il pouvait réaliser ce rêve plus tôt que prévu.

Quand j'étais enfant, il m'a toujours manqué, semblé lointain et inaccessible. Voilà ce qu'il en coûte aux petites filles élevées seules par leur mère. Au fil du temps, j'ai appris à aimer sa personnalité joyeuse et entière, même si j'ai le sentiment de l'admirer sans le connaître vraiment. Récemment, j'ai eu l'impression que lui-même n'était pas mécontent de mon évolution. Comme pour ma sœur. Du coup, je me berce de rêves filiaux. J'ai mille questions à lui poser sur ses souvenirs d'enfance, sa vision de la vie. Je pressens que ses réponses nous rapprocheront, tout en me disant, moqueuse : « Tu grandis, ma vieille, si tu commences à faire une fixation sur tes racines ! » Finalement, son installation au Portugal est une aubaine : une raison de plus d'aller dans ce pays que j'adore.

Quand j'y retourne, je trouve mon père un peu anxieux de ne pas décrocher de boulot. Je comprends aussi qu'il n'avait pas mesuré son attachement à la France, même s'il ne renoncerait pour rien au monde à ce retour aux sources. Revenue dans son ancien pays d'adoption, je l'appelle pour le féliciter car son équipe de foot locale a gagné une coupe nationale, et pour lui annoncer la date de mon mariage. Il me dit : « Même si je devais venir à pied, je serai là. »

Le soleil n'est pas encore levé et je me prépare à prendre le RER pour aller bosser à Paris quand le portable de Steeven sonne. Mon sang se glace. Depuis la maladie de ma mère, je déteste les coups de fil à des heures indues. « Rien d'inquiétant, me dit Steeven d'un air un peu trop dégagé. Je rappellerai plus tard. »

Comme chaque matin, il conduit sa fiancée sans permis à la gare. Le train ne démarre pas. S'éternise. Le numéro de Steeven s'affiche sur mon portable. Je saute du wagon.

« Lætitia, tu es où ?

— Sur le quai. C'est la galère, le train ne part pas.

— Écoute, tu ne devrais pas aller travailler ce matin. Je suis toujours dans la voiture devant la gare. Viens me retrouver. »

Je pressens qu'il ne m'a pas dit toute la vérité sur cet appel matinal. Même la fille la plus optimiste de la terre se douterait que quelque chose cloche. Je remonte quatre à quatre à la surface, me jette dans la voiture et lance, à bout de souffle :

« On y va.

— On va où ?

— À l'hôpital. Voir ma mère. »

Au lieu de démarrer, il reste tourné vers moi, le front barré par un pli soucieux.

« Ce n'est pas ta mère. C'est ton père.

— Mon père ? Il est malade ? Emmène-moi tout de suite à l'aéroport. »

En fait, c'est la nouvelle femme de mon père qui a laissé un message à l'aube et demandé à Steeven de la rappeler quand je serais partie au travail. Elle voulait qu'on m'annonce la nouvelle avec le plus d'égards possible. Car mon père n'est pas malade. Cette nuit, il dansait au carnaval de Torres Vedras avec sa femme, Alexis et ses amis. Il a senti une douleur dans le bras et une énorme fatigue. Lui, qui est toujours le dernier sur la piste, n'a pas voulu gâcher la soirée des siens. Il s'est esquivé discrètement. Je connais chaque pavé du chemin qu'il doit parcourir entre la place centrale et chez lui. Je le vois à pied, tout seul. La musique s'évanouit peu à peu dans la nuit, pas la douleur. Quand son épouse le retrouve à la maison, il est trop tard. Il a perdu connaissance. Il s'éteint dans l'ambulance après une crise cardiaque. Il avait quarante-six ans.

J'aurais donné n'importe quoi pour entendre sa voix, son souffle une dernière fois, pour lui dire que je l'aimais et que je ne doutais pas de son amour. C'est si simple en apparence, et tellement inconcevable d'en être privé.

J'avais pris mon père pour un dieu vivant toute mon enfance. Je venais de comprendre qu'on aimait des mortels. C'était peut-être encore plus beau.

7

Vous serez en mode cocon

En juin 2003, ma grand-mère paternelle se tient sur le parvis de l'église de Choisy-le-Roi, toute de noir vêtue car elle porte encore le deuil de mon père. Seul un petit papillon en argent est piqué sur sa robe. À quelques pas, ma mère cache ses traits tirés sous une élégante capeline noire. Je me dis que je n'ai jamais vu un tel masque de fatigue sur son visage. Je le mets sur le compte de sa prothèse mammaire, qui a « coqué » et s'est déplacée. Je tourne mon regard vers Steeven pour oublier tout ça, ne serait-ce que le jour de mon mariage. Une Cadillac rose couverte de papillons nous attend pour nous emmener sur les bords de Marne. J'ai vingt et un ans, et je viens de dire oui à l'homme de ma vie, menée à l'autel par mon jeune frère Alexis. Sous le tulle de ma robe blanche, une volière est ornée de papillons en plumes. Le papillon, c'est le thème de mon mariage, le symbole de la renaissance, et pour moi il ne fait qu'un avec la résilience.

Quelques semaines plus tard, l'épuisement de ma mère trouve une explication après un scanner thoracique qui révèle des métastases au poumon gauche. Rendez-vous est pris avec le professeur Debrosse de l'Institut mutualiste Montsouris.

« Ça se complique un peu, n'est-ce pas ? Je peux vivre avec un sein en moins, mais un poumon, c'est plus emmerdant, non ? » lui demande sa patiente.

Le chirurgien semble ému par ma mère, sa ténacité, son humour. Il sourit. Annonce, l'air désolé : « Nous allons devoir vous réopérer. »

Nous ignorons encore que ma mère est porteuse d'un gène déficient et que c'est la raison pour laquelle le processus est plus virulent que chez un autre individu. Son corps ne reconnaît pas les mauvaises cellules, qui déjouent la surveillance accrue dont elle est l'objet depuis son cancer du sein. Celles-ci se reproduisent à toute vitesse et la contaminent organe après organe.

À l'annonce de la disparition brutale de son premier mari, ma mère a cédé à la panique. La peur que ses filles deviennent orphelines si jeunes la taraudait. Et sans même penser à sa propre mort, elle se souvient que toute sa fratrie a été placée dans des familles d'accueil pendant la maladie de leur mère. Cette hantise va l'aguerrir : il n'est pas envisageable qu'on lui enlève ses enfants. À peine revenues du Portugal et de l'enterrement de notre père, ma sœur et moi avons retrouvé une battante, seulement préoccupée de tenir le plus longtemps possible, le mieux possible. Aussi, en sortant du cabinet du chirurgien, décide-t-elle de miser sur un optimisme à toute épreuve. J'ignore comment elle trouvera la force de caractère de nous construire d'ultimes souvenirs de bonheur familial.

Après chaque rendez-vous médical, c'est la tournée des grands-ducs. Elle se gâte et nous couvre de cadeaux. Nous mangeons du foie gras en plein mois de juillet, courons les magasins de fringues, les brocantes, les spectacles. Son portefeuille regorge de cartes de paiement, elle n'achète rien au comptant, elle vit sur le dos de crédits revolving, elle s'endette et elle s'en fiche. Est-elle boostée par des antidépresseurs ? Même pas. Aux pilules du bonheur, elle préfère les compléments alimentaires, le ginseng, la danse, les croix catholiques, le chocolat blanc, le yoga, les courriers de soutien des associations de malades où elle est désormais inscrite.

Après l'opération, malgré l'assistance respiratoire, elle garde un moral d'acier. Elle a du mal à monter les étages, mais elle n'en décide pas moins qu'elle assumera très bien son boulot – à temps partiel, soit!, mais uniquement parce que ses proches l'exigent. De ses séances de radiothérapie, elle fait un numéro très drôle, et je ne me fais pas prier pour lui donner la réplique tandis qu'elle imite gentiment son médecin. Debrosse l'a convaincue de poursuivre son traitement dans un cabinet privé. Il n'a pas lésiné sur les arguments : « Vous verrez, vous serez beaucoup mieux là-bas. Vous serez en mode cocon, en petit comité, ce sera plus agréable que Roussy. »

Va pour les rayons en petit comité! Ma mère et moi traversons la banlieue de bout en bout pour tomber sur une femme à la beauté spectaculaire. Brigitte, qui commence à accuser le coup de la maladie physiquement – prise de poids et bras droit hypertrophié par la rétention d'eau –, assume parfaitement sa mauvaise foi : « Ma

Mimi, elle ferait pas une tête de plus que son mari ? » ou « C'est énervant d'être soignée par une bombasse. » Au rendez-vous suivant, ma mère reste taquine, alors que sa radiothérapeute semble dépassée par l'affection qu'elle porte à sa patiente et mélange les résultats des deux premières séances de radiothérapie. Ma mère relève d'un ton sec la moindre approximation ; son interlocutrice en rajoute dans la bonne humeur, bien décidée à la dérider : « Quelle mine superbe vous avez, chère madame. Vous êtes éclatante aujourd'hui. »

Je guette les réactions de ma mère du coin de l'œil. La femme est pleine de bonne volonté et d'idées : « Bon, surtout vous allez me promettre une chose. Vous a-rrê-tez d'assister vos enfants ! Hein, mademoiselle, vous êtes grande maintenant ! » dit-elle en se tournant vers moi. « Et Geoffrey, poursuit-elle en s'adressant de nouveau à ma mère, Geoffrey aussi est grand. Vous voyez, pour ne pas vous fatiguer, vous faites comme moi. Vous bourrez le congélo de surgelés, *tac-tac-tac*, et Geoffrey peut se faire sa petite quiche ou ses crêpes. C'est facile, les crêpes. Et surtout – là, on dirait qu'elle nous fait les gros yeux avant de nous coller des lignes –, surtout, vous prenez une femme de ménage ! » Elle passe enfin aux choses sérieuses, pour autant le ton ne change pas, ni le champ lexical, on a toujours l'impression de la voir s'agiter dans sa cuisine : « Bon, madame, je vous fais ma petite sauce ? On teste un nouveau mélange. *Tac-tac-tac*. Et vous me dites comment ça s'est passé au prochain rendez-vous ? » Quand ma mère et moi refaisons le sketch dans la voiture, nous sommes pliées de rire et ça nous fait un bien fou !

Mais si les trois dernières années de sa vie, ma mère semble impossible à abattre, c'est surtout parce qu'elle a commencé sa croisade en faveur du dépistage : le dépistage génétique qui permettra de découvrir si elle est victime ou non d'un cancer héréditaire.

Aujourd'hui, les tests de dépistage sont proposés automatiquement aux femmes qui ont trois parentes concernées par le cancer du sein ou des ovaires. Mais en 2003, ils ne sont pas encore disponibles rapidement. La liste d'attente est longue et le coût élevé pour l'Assistance publique, qui ne détient pas les brevets et qui lutte contre le monopole d'un laboratoire. Enfin, dans le cas précis de ma mère, les médecins refusent de poser un diagnostic tranché. Ils ignorent, disent-ils, si elle a d'abord développé un cancer des poumons ou si elle est victime d'un cancer primaire du sein, ce qui change évidemment la donne pour le dépistage des gènes BRCA1 et 2. « Chaque cancer est unique, il n'y a pas de stéréotypes », affirment-ils.

Ma mère commence à s'irriter de ces discours hésitants et se demande si elle n'a pas affaire à une bande de rigolos. « O.K., réplique-t-elle, vous allez encore me dire que je suis un cas particulier et qu'on peut vivre pendant vingt ans avec des métastases ? » Elle redouble d'ardeur, se documente, ne laisse plus un médecin en repos, mais ce sont ses collègues de l'ARC qui vont parvenir à lui organiser un rendez-vous dans le service oncogénétique de Curie.

8

Je veux savoir, pour mes filles

Ce matin, le ciel est si translucide qu'on a envie de s'allonger n'importe où, au bord de la mer ou dans un champ enneigé, de ne plus lâcher l'azur des yeux, de se laisser bercer par l'infini, comme dans l'enfance. On a envie de changer de programme sur un coup de tête. Je mettrais bien les voiles avec ma mère…

Au volant, elle fait bonne figure. Elle a redessiné la ligne de ses sourcils, accentué ses pommettes d'un fard abricot, choisi un foulard en soie où se mêlent amarantes et papillons jaunes pour se couvrir la tête. Les compliments des aides soignants l'aident à surmonter le calvaire d'une énième séance de chimio. Sauver les apparences, c'est aussi se sauver.

Je joue le jeu. « Tant qu'il y a de la chimio, il y a de la vie », me dis-je. Et, plus secrètement : « Tout plutôt que rien. » Maintenant, Brigitte et moi sommes installées dans un des box du centre hospitalier d'Antony, séparées des autres patients par des demi-cloisons en verre. L'infirmière arrive avec les poches et s'apprête à poser les perfusions, quand soudain, ce n'est plus ma mère qui est assise dans le fauteuil, les mains dans la glace et le regard vide. C'est moi. La vision est si précise et insistante que je crois devenir dingue. Incapable de prononcer un mot, je me demande si cette Lætitia a quelques années ou quelques jours de plus que moi. Elle a l'air si jeune... C'est toute la cruauté de cette image qui refuse de s'effacer. Je n'ose imaginer l'expression d'angoisse sur mon visage. Ma mère me secoue le bras sans que je réagisse. Elle doit me pincer pour que je retrouve la parole. Mais mes mots ne nous sont d'aucun secours. « C'était moi à ta place dans ce fauteuil. Le liquide rouge coulait dans mes veines, et j'avais ce mauvais goût de fer dans la bouche, le sentiment de froid aussi : tout ce que tu ressens en cet instant, je viens de le ressentir. »

Les larmes nous montent aux yeux en même temps. Ma mère ne m'incite pas à aller prendre l'air, ainsi que je pourrais m'y attendre. Bien au contraire, elle ne me lâche pas du regard comme si elle voulait nous retenir toutes les deux dans ce cauchemar, comme si elle sentait que cette vision avait un sens profond qu'elle devait me révéler au plus vite. « Si tu ne veux pas te voir à ma place, brûlée, rongée par ces liquides toxiques, la mémoire bousillée, tu sais ce que tu dois faire, Lætitia, tu le sais, n'est-ce pas ? »

Sa phrase veut tout et rien dire à la fois, pourtant j'ai l'intuition que le message est clair : je dois effectuer le dépistage au plus vite; les résultats ne me seront pas favorables, et je devrai aussitôt prendre les bonnes décisions.

Cet été-là, les femmes de la famille apprendront que Brigitte est porteuse de la mutation génétique BReast

CAncer 2. Que ma sœur et moi, mais aussi mes tantes et mes cousines, avons 50 % de risques d'être porteuses de ce gène altéré. Ma mère a remué ciel et terre pour obtenir le dépistage. Aucune lenteur administrative n'a pu la faire fléchir. À tous, elle a répété ce leitmotiv : « Je veux savoir, pour mes filles. » Elle voit bien que la perspective d'une telle découverte me terrorise, même si je suis convaincue par le sens de sa démarche. « Tant qu'il y a un doute, il faut s'interroger. On peut tout affronter quand on sait », me dit-elle, et elle parvient alors à me rassurer.

Cette nouvelle fait l'effet d'une bombe chez nos proches. Certains accusent ma mère de s'être « déclenché » un cancer à force de ressasser la malchance de sa lignée. Un cancer psychosomatique, en quelque sorte ! La peur fait dire de vraies sottises. D'autres sombrent dans l'obscurantisme, persuadés que ma mère a attiré les ennuis sur la famille et que « si elle n'avait pas ouvert sa bouche, tout le monde serait tranquille ». La plus proche sœur de Brigitte est tétanisée. Elle refuse de se soumettre au dépistage. En revanche, sa fille choisit de le faire. À mon grand soulagement, elle m'apprendra qu'elle n'est pas porteuse du BRCA2. Dans un cas pareil, l'usage du SMS me semblera un peu cavalier, mais sans doute choisit-elle de s'épargner ainsi une conversation délicate. Une autre de mes tantes néglige d'en parler à sa fille, Ana, lui enlevant de fait son libre arbitre. À trente ans, on a découvert à Ana un cancer du sein, trois mois après la disparition de ma mère. Elle a d'abord enduré six mois de chimio. Elle a dû faire pratiquer une ablation des deux seins, dont l'un indemne, sans avoir les résultats du dépistage.

Aucune rémission. Pendant sept ans, elle a supporté rechute sur rechute. Elle a subi douze mois de chimiothérapie par injection, quatre mois de radiothérapie qui ont bousillé son sein non atteint, cinq opérations de reconstruction, puis une ovariectomie. À défaut d'avoir pu sauver sa poitrine, elle rêve de se faire refaire le nez, qui est pourtant charmant. C'est bien la nièce préférée de ma mère, elle non plus ne s'apitoie jamais sur son sort. Elle me dit souvent : « Je ne lâche rien. Tu sais, on croit toujours qu'on va s'en sortir. » Aujourd'hui, elle est toujours en chimiothérapie par voie orale.

En 2004, ma mère m'attend dans un couloir de l'IGR. Depuis que j'ai été convoquée, mon intuition s'est transformée en certitude : on va m'annoncer que je suis porteuse du gène. Les résultats me donnent raison. La spécialiste tente de me rassurer : « Vous serez suivie très régulièrement. Vous passerez des mammographies et vous serez soumise à des prises de sang tous les six mois. »

Je ne peux maîtriser mon agressivité : « Combien de femmes porteuses du gène s'en sortent ? Deux sur dix, c'est bien ça ? Ma mère aussi était suivie et vous voyez le résultat ? Donnez-moi mon dossier, je veux rencontrer un chirurgien le plus vite possible pour me faire retirer les deux seins.

— Pardon ?

— J'ai toutes les informations. Je n'ai pas besoin de votre approbation.

— Vous ne savez pas de quoi vous parlez. Tant que vous n'aurez pas une idée des conséquences d'un tel acte, vivez votre vie normalement. »

Normalement ? Elle s'imagine qu'on peut vivre normalement avec un gène qui réduit de 50 % son espérance de vie ? Comment sortir de ce dialogue de sourds ?

« Pour moi, la seule façon de supporter cette nouvelle, c'est de savoir qu'on va tout m'enlever le plus vite possible. »

Mon interlocutrice met ma réaction sur le compte de la panique, ou se dit qu'elle a affaire à une cinglée. En France, enlever des parties saines d'un corps est encore tabou. La chirurgie préventive est considérée comme un choix très personnel, un problème de conscience, que les praticiens refusent d'encourager. En désespoir de cause, je conclus :

« Mon choix est mûrement réfléchi et je mérite d'être écoutée. »

Je rejoins ma mère, elle est assommée par la nouvelle. Mais je ne m'y attarde pas. Je suis animée d'un tel sentiment d'urgence que rien ne m'atteint plus. Je l'entraîne vers le bureau de la secrétaire d'Axel Le Cesne, le cancérologue qui m'a prise en charge pour le dépistage.

Il nous reçoit sur-le-champ. C'est ma mère qui prend la parole :

« Je sais que tu es déterminée, mais tu dois en parler avec ton mari.

— Il est au courant, il me soutiendra. »

Depuis que ma jeune cousine est traitée pour un cancer du sein, Steeven a pris la mesure de cette hérédité catastrophique. Dans l'attente des résultats du dépistage, nous avons eu largement le temps de retourner la question en tous sens.

Je regarde Le Cesne droit dans les yeux :

« Cette histoire est réglée. Je n'attendrai pas un mois ou deux pour qu'on me découvre un cancer.

— Elle semble savoir ce qu'elle veut, soupire le médecin en se tournant vers ma mère. Je vais l'adresser à une consœur, la meilleure chirurgienne dans ce domaine. On ne fait pas d'ablation préventive des seins tous les jours, mais on en fait. »

L'histoire ne sera pas réglée en un mois, ni même en six. Il faudra deux ans et demi pour que je passe sur la table d'opération. En effet, quand je suis reçue par la consœur de Le Cesne, je dois lui livrer une information capitale : je suis enceinte.

9

Je vais devoir t'apprendre le langage des guerrières

Après les épreuves, cette grossesse inattendue est une bénédiction pour ma famille. Pour mon couple, c'est la promesse implicite de réintégrer un monde conforme à notre jeunesse, à notre fougue ; et pour moi, c'est comme si les cieux se portaient à mon secours pour me faire avaler en douce la pilule du dépistage. Mariée, mère d'un enfant, j'aurai de surcroît les attributs d'une jeune femme stable et les médecins ne pourront plus douter de mon équilibre mental quand je reviendrai vers eux afin de faire pratiquer la double mastectomie préventive. Bien sûr, je mets l'opération en stand-by : la prochaine fois que je retournerai à l'hôpital, ce ne sera pas dans un service d'oncologie mais dans une maternité !

Très vite, j'oublie l'épée de Damoclès au-dessus de ma tête. Je me sens invincible comme n'importe quelle femme enceinte. Sauf à admettre que je dois plus encore que les autres m'abstraire du réel. C'est ainsi que les cinq premiers mois, je parviens à me convaincre que j'attends un garçon – c'est-à-dire, dans mon esprit, un enfant qui aura moins de risques d'hériter d'un gène défectueux.

En découvrant que j'attends une fille, je me ronge de nouveau d'inquiétude, mais ce sentiment est bientôt supplanté par la perspective de tisser avec elle un lien aussi puissant que celui qui m'unit à ma mère. Plus harmonieux encore si c'est possible.

On pourrait se récrier face à un tel optimisme. Aurais-je fait le choix de ne pas avoir d'enfant si les résultats du dépistage étaient arrivés avant que je me découvre enceinte ? Peut-être. Peut-être aurais-je décidé de couper court à cette histoire d'hérédité et refusé d'impacter les générations à venir. Sans doute ne serai-je jamais la mère de famille nombreuse que je rêvais d'être, car anticiper tous les cas de figure pour un seul enfant reste dans le domaine du possible, mais se sentir prêt à les affronter et à les vaincre, multipliés par trois ou quatre, est une autre histoire.

Quoi qu'il en soit, à cette époque, renoncer à cet embryon qui a forcé le destin est impensable. Je décide que l'opération à venir de mes seins prouvera à cette enfant, si besoin est, qu'on peut refuser de se laisser engluer dans le fatalisme. Et pour mieux tourner la page, les Orphelins d'Auteuil héritent d'un beau trousseau de layette bleue acheté par ma mère en prévision d'un garçon. Je garde les pyjamas blancs et pars faire les magasins.

Lana naît le 9 juin 2005 à 21 h 09. Je choisis ce prénom parce qu'il signifie « éclat du soleil ». Nul besoin de chercher loin les mots : c'est le plus beau jour de ma vie. Lana n'est que beauté, un mélange de douceur et de vitalité que rien ne peut atteindre. Quant à moi, je ne suis plus une femme, je suis une mère, et rien ne peut m'arriver.

Pourtant, le soir même, l'absurde fait irruption dans ma chambre. Mon gynécologue a-t-il omis de signaler dans mon dossier médical que je suis porteuse du BRCA2 ? Toujours est-il qu'on ne m'a jamais offert d'autre préparation à l'accouchement que les séances lambda. Aucun soutien psychologique spécifique ne m'a été proposé. Quand la puéricultrice amène Lana pour me la mettre au sein, je lui annonce que je ne souhaite pas allaiter mon bébé. Devant son insistance, je perds pied. Je cherche un appui dans le regard de mon mari, aussi désarçonné que moi. Refuser l'allaitement sans invoquer une raison solide me plonge dans la détresse, mais devoir me justifier me semble une peine trop lourde. Je me tourne de nouveau vers Steeven : « Explique-lui, s'il te plaît. »

La femme est là, mon bébé dans les bras : « Ah bon, vous préférez lui donner le biberon ? C'est dommage. »

J'ai vingt-quatre ans, c'est mon premier enfant, et je ne trouve rien d'autre à dire que : « Mes seins sont malades. C'est impossible. » En cet instant, j'ai la conviction que tout ce qui sort de mes seins est pourri. Qu'ils ne sont pas dignes de nourrir ma fille. Je redoute tellement d'être de nouveau confrontée à une situation difficile à assumer que je supplie la puéricultrice : « Notez-le dans mon dossier ! Vous n'oublierez pas. Notez-le dans tous mes dossiers. »

Après son biberon, Lana s'endort paisiblement. C'est la nuit. Soudain, je me sens menacée. J'ai le sentiment d'avoir vieilli de quinze ans en une soirée. Je prends conscience que quelles que soient mes prières, quel que soit mon désir d'être une bonne mère et de lui offrir une enfance choyée, je ne peux promettre à Lana un monde parfait.

Pendant des mois, chaque matin je me lève en me disant que tout est possible. J'entends ma fille gazouiller dans son petit lit. Chaque soir, je me couche en me disant qu'elle commence sa route avec un sac à dos bien chargé. Je lui dis mentalement : « Ma chérie, ce qui t'attend, c'est pas de la tarte ! Est-ce que tu es tombée dans la bonne famille ? » Je retarde l'heure de me coucher et les angoisses des nuits blanches : « Je vais devoir t'apprendre le langage des guerrières, et c'est épuisant de toujours manier les mots du combat, surtout quand on ne sait comment le mener. » Et puis, au matin, je remets le barda et me rassure en pensant que Lana est le portrait craché de son père et qu'elle aura hérité de ses gènes de champion d'arts martiaux.

Je ne me trompe pas tout à fait. Car à huit ans ma fille sera à son tour championne d'Île-de-France de karaté dans sa catégorie. Pendant trois ans, elle aura traîné des pieds pour aller aux cours de danse de ma sœur. De toute évidence son énergie et sa morphologie la destinent davantage au hip-hop qu'au corps de ballet. Le jour où Audrey me dira que Lana a fait le cochon pendu à la barre d'exercices, nous comprendrons qu'il ne sert à rien d'insister. Et ma fille m'annoncera alors de sa belle voix posée en plantant ses grands yeux dans les miens : « Maintenant, je me mettrais bien au foot. »

Même si nous n'en sommes pas encore à cette époque bénie, son père et moi décidons de profiter de notre fille sans ressasser l'injustice d'une telle hérédité. L'injustice aussi de vivre dans un monde qui se gargarise du risque zéro et qui ne peut nous le garantir. Et puisque cette enfant est un cadeau, en retour nous lui offrirons une philosophie à notre mesure…

Deux femmes ne doutent pas de leur bonheur : ma mère et ma belle-mère. Entre elles deux s'organise une guérilla amicale pour savoir qui verra Lana le plus souvent, qui la gâtera le plus ! Nous revenons à la normalité. Entre ses grands-mères et ses tantes, Lana passe de bras en bras, couvée par les mêmes regards d'adoration. C'est l'enfant prodige, le moindre de ses sourires, le moindre de ses pas lui vaut un book de star, des cadeaux sans mesure. Les cartes revolving de ma mère ne chôment pas. Elle dit que cette petite est la partie du poumon qui lui manque. Grâce à Lana, ma mère revit. On s'aime, on s'entraide. Les réunions de famille se multiplient, un gynécée où Steeven occupe une place de roi, et Lana celle de la princesse.

10

Une chose est sûre,
c'est son dernier été

La logique de la narration m'oblige à évoquer tous les drames qui ont émaillé dix ans de ma vie, une succession de scènes de maladie, de disparitions, avec pour décors des chambres d'hôpital, faiblement éclairées par des moments de rémission. J'ignore comment nous avons résisté à cet enchaînement de catastrophes. Sans doute parce que nous ne renoncions jamais à lui chercher un sens. C'est peut-être l'aspect le plus traumatisant de la transmission d'un gène altéré : la répétition, le cercle vicieux, l'impossibilité de se soustraire aux comparaisons. Malgré moi, je ne peux épargner au lecteur la mort de ma grand-mère car c'est l'événement qui accélérera la fin de sa fille Brigitte.

Paradoxalement, tout au long de son existence, ma mère est restée choquée par le cancer de sa propre mère, alors que celle-ci s'est éteinte d'une fausse route alimentaire à soixante-dix-huit ans et qu'elle est, pour l'instant, la championne de la longévité dans notre famille.

Quand son cancer est déclaré, ma mère se garde bien de tout dire à la sienne, déjà endeuillée par la mort précoce de son fils Philippe. Elle prend même de la distance dans le souci de la préserver. J'accompagne ma mère lorsqu'elle est appelée en urgence au chevet de ma grand-mère. À l'instant où nous allons franchir la porte, Brigitte semble tétanisée, incapable de mettre un pied dans l'appartement. Il en est de même lorsque l'ambulance arrive. C'est moi qui y monte, tandis qu'elle nous suit en voiture. Impossible d'en vouloir à une grande malade de ne pouvoir côtoyer la mort de si près. Et quand la peur est doublée d'un effet miroir dû à la transmission génétique, c'est encore plus dur. En bouleversant les hiérarchies, en semant le chaos dans l'ordre des disparitions, le gène vole aussi aux enfants l'abandon nécessaire au moment d'accepter la mort de leurs parents.

Monique meurt après une semaine d'agonie. C'est le drame. En position fœtale dans son lit, ma mère ne cesse de pleurer ; l'enterrement est un calvaire où elle a l'impression d'une répétition de sa propre cérémonie funèbre. Après ça, même Lana ne peut plus la ramener tout à fait dans le monde des vivants. Elle reste cloîtrée à la maison pendant deux mois, en proie à des migraines atroces, qui alternent avec des périodes de léthargie. Audrey et Geoffrey vivent encore avec elle, ils sont jeunes et d'autant plus éprouvés par son discours défaitiste. Elle affirme qu'elle ne pourra surmonter cette épreuve, et elle dit vrai. Elle affirme qu'il n'y a rien de pire au monde que la perte de sa mère, et elle dit vrai.

Six mois plus tard, ma sœur et moi deviendrons orphelines.

Le 7 juillet 2006, mon téléphone sonne à l'aube, à l'heure des mauvaises nouvelles. J'entends à peine la voix au bout du fil, mais je sais que c'est elle. « Maman ? » Elle a dû attendre la limite du tolérable pour me réveiller, je la connais. Ne pas me déranger, ne pas inquiéter Geoffrey ni Audrey qui dorment à quelques mètres d'elle, c'est sa règle. D'une voix saccadée, elle m'explique qu'elle a un point à la poitrine, qu'elle suffoque. « Ma migraine est si violente, c'est atroce, je vais en crever », ajoute-t-elle avant de me supplier de venir la chercher pour la conduire aux urgences.

Depuis trois mois, je constate que son état se dégrade mais je me refuse à envisager le pire. Je m'entête à tout mettre sur le compte des chocs successifs. « Elle est affaiblie, me dis-je, mais c'est juste une question de temps, elle va s'en sortir. » Le déni n'est pas réservé aux autres.

Je la trouve en bas de son immeuble. J'ignore comment elle est parvenue à descendre trois étages, cela relève du miracle pour cette femme qui ne tient pas debout. Miraculeux aussi, le sourire qu'elle s'efforce de garder afin de ne pas me perturber davantage. Je suis mère à présent, et son instinct de protection force mon respect. Seul son regard trahit une douleur insoutenable, à chaque pas, à chaque respiration. Dans la voiture, nous n'échangeons pas un mot pour la première fois de notre vie. De même, en arrivant à l'hôpital d'Antony, elle accepte pour la première fois d'être transportée en fauteuil roulant. Elle est prise rapidement en charge par l'équipe médicale et les examens s'enchaînent. À la moindre quinte de toux, elle crache du sang. Nous mesurons toutes deux la gravité de la situation. Elle refuse de se laisser envahir par la peur, alors que je sens le sol se dérober sous mes pieds. Quelques minutes plus tard, elle est transportée au bloc opératoire. On me dit que son poumon, son cœur sont pleins d'eau. La situation m'échappe, le jargon médical n'explique rien, en tout cas pas l'essentiel : est-ce que ma mère survivra ? Avant de disparaître sur son brancard, ses derniers mots se veulent rassurants : « Ne t'inquiète pas, Mimi. »

Quand les portes de l'ascenseur se referment, je pense qu'elle va mourir.

Impossible de rester plantée dans le couloir à sangloter. Je cours en consultation à l'oncologie, où j'insiste pour être reçue entre deux rendez-vous par la femme qui suit ma mère depuis la radiothérapie dans son cabinet privé. Je veux savoir, je veux comprendre, c'est tout ce que je répète aux infirmières qui m'incitent à la patience. Pas de problème, contrairement à ma mère, j'ai tout mon temps, rien n'a plus d'importance que son sort, et le nombre de jours qui lui restent auprès des siens.

Au premier regard de la cancérologue, mes espoirs s'évanouissent. Comme toujours, avant de commencer l'entretien, elle remet sa magnifique chevelure en place. « Une femme aussi séduisante ne peut me faire du mal », me dis-je.

« Votre mère est une force de la nature. Le problème, avec cette maladie, c'est qu'on ne sait jamais combien de répit elle accorde. Un mois, une semaine, un an… La seule chose qui est sûre, c'est que c'est son dernier été. »

Le médecin vient de passer aux aveux. C'est officiel maintenant. Je dois comprendre ce que ma mère, nos proches et moi ne voulions admettre à aucun prix. J'éclate de nouveau en sanglots, et, à ma grande stupéfaction, je vois mon interlocutrice pleurer à son tour.

« Votre mère est une femme exceptionnelle », murmure-t-elle. Je redoute la suite. « Mais elle n'est pas prête à entendre la vérité. Et vous devrez en tenir compte, continuer à l'encourager dans son combat, entretenir une lueur d'espoir jusqu'au bout. Nous vous aiderons. »

En remontant les couloirs de l'hôpital, je me torture à l'idée de ne pas être à la hauteur. Comment feindre à son réveil, alors qu'elle lit en moi à livre ouvert ? C'est elle qui m'a fabriquée tout entière.

Pourtant, Audrey et moi avons tenu jour après jour, sans craquer. Excepté pour le baptême de Lana, ma mère n'est jamais ressortie de l'hôpital d'Antony. Elle y a survécu durant quatre mois, persuadée jusqu'au dernier instant qu'elle s'en sortirait. Quelques heures avant de s'éteindre, elle réclamait encore des poches de chimiothérapie. Alors que chaque mot lui coûtait des efforts surhumains, elle trouvait aussi le moyen de nous engueuler comme les gosses que nous étions encore. Ce jour-là, c'est Geoffrey qui prit. Elle le traita de roi des pingres et de feignant, parce qu'il maugréait à l'idée d'aller me chercher une barre chocolatée au distributeur du rez-de-chaussée. Nous-mêmes finissions par croire qu'elle était éternelle.

La nuit du 10 octobre 2006, une ultime quinte de toux déchire le silence de la chambre d'hôpital. Depuis une semaine, ma sœur et moi ne quittons plus le chevet de notre mère. Nos regards ne se croisent plus, nous nous évitons, insensibles à la souffrance de l'autre, seulement obsédées par la perte, la peur du manque.

Ma mère tente en vain de reprendre sa respiration. Son pouls ralentit. Son corps me paraît plus fragile que jamais, pourtant, quand elle serre ma main, j'ai le sentiment que je ne pourrai jamais échapper à son emprise. Je n'ose imaginer qu'elle la serre pour la dernière fois. De l'autre côté du lit, Audrey est là. Je ne la vois pas, dévorée par le chagrin. Je sais que notre mère doit partir. Mais pas toute seule. Et moi, séparée d'elle, je deviens quoi ?

Je ne peux plus la retenir. Soudain, c'est fini. Au bout de mon tunnel pas de lumière blanche. Je voudrais perdre conscience.

11

Ma mère, mon icône

À l'enterrement de ma mère, je suis surprise par la petite foule d'amis et collègues venus se recueillir sur sa tombe. *Je n'étais pas seule à l'aimer*, me dis-je, tout en ayant le sentiment d'être noyée au milieu de géants. Térésa, la seconde femme de mon père, a fait le voyage depuis le Portugal. Elle s'est toujours occupée de ma sœur et de moi comme de ses propres enfants. Je sais déjà qu'elle fera partie des femmes qui essaieront de remplir au mieux le vide laissé par ma mère. Toutes deux n'ont jamais cédé à la rivalité. Elles assumaient notre éducation ensemble. Nous appelions notre belle-mère *mãe*, qui signifie maman en portugais, et avions parfois le sentiment que ces femmes incarnaient à elles deux l'autorité parentale. Sa présence me touche plus qu'aucune autre.

Geoffrey, ma sœur et moi tenons le coup malgré des condoléances interminables.

Cette cérémonie appelle le souvenir d'une autre, immanquablement. À l'inverse, la mort de mon père m'avait semblé si violente, imprévisible et ahurissante que j'avais l'impression à tout moment qu'il allait débarquer dans la pièce. Ce jour-là, ma mère était là pour nous réconforter. Je regrettais tout ce que je n'avais pu vivre avec cet homme. Ma peine augmentait quand je voyais l'affliction de mes grands-parents et de mon petit frère, Alexis. Je porterais longtemps le deuil de mon père pour entretenir son souvenir. Avec ma mère, ce ne serait pas utile.

Quelques semaines après les obsèques de cette dernière, nous devons vider son appartement, avant qu'Audrey n'emménage dans un studio, et Geoffrey chez moi. Quiconque croisait ma mère ne manquait pas de souligner son bon goût. Du coup, nous avons invité ses amies, sœurs, collègues à venir choisir vêtements ou accessoires en souvenir. Au moment de les exposer dans le salon, nous prenons conscience que nous avions oublié la taille de sa garde-robe ! Impressionnant. Nous risquons d'y passer la nuit. Tous les styles s'y mêlent, du tailleur chic aux chemises à jabot et cuissardes. Ma sœur les exhibe fièrement sous mon nez. « Ouh là, là, tu te souviens de sa période Francis Lalanne, ça en jetait, non ?

— Ça craignait, plutôt. Je préférais son côté bourge. »

Même si la perte de notre mère nous a rapprochées au point de nous sentir siamoises, les goûts vestimentaires de ma sœur et moi divergent le plus souvent. J'enlève des dizaines de jupons de leurs cintres, de toutes les longueurs. Ma mère en superposait trois ou quatre, avec aux pieds des espadrilles compensées qu'elle laçait haut sur ses jambes parfaites. Je plonge la tête dans une étagère qui regorge de petites chaussettes à froufrous, pailletées, ou de toutes les couleurs acidulées. Derrière, je découvre un flacon de Shalimar vide, je dévisse le bouchon et respire l'odeur de ma mère avant de glisser ce souvenir dans mon sac à main. Aux rayons chaussures et lingerie, Brigitte faisait encore plus fort car il faut avouer qu'elle privilégiait la quantité à la qualité. Elle courait les friperies avec un flair de chien truffier, ce qui ne l'empêchait pas de craquer de temps en temps pour une pièce haute couture, une pépite qui donnait toute l'allure à ses tenues. Dans ce domaine aussi, elle était en avance sur son temps.

Le matin, à peine maquillée d'un léger coup de blush et d'un rouge à lèvres boisé, ses ongles en amande ornés d'un vernis blanc nacré, son éternel collier de perles autour du cou, elle faisait valider sa tenue par ses filles. Pour ma part, je ne parvenais qu'à m'extasier. Je ne voyais rien à reprendre à sa toilette et me jurais de lui ressembler trait pour trait quand je serais adulte. Dès notre adolescence, ma mère nous accorda une certaine liberté dans nos choix vestimentaires, et je ne me privai pas de tentatives insolites, mais elle restait intraitable sur l'hygiène et pouvait entrer dans des colères noires si nous n'étions pas parfaitement soignées. Quand elle découvrit qu'Audrey se rongeait les ongles, elle prit un air catastrophé et lui prédit qu'avec des mains pareilles, il serait inutile de se présenter à un entretien d'embauche. Aux yeux de ma mère, la coquetterie était aussi une manière de conquérir le monde.

Dans un coin de la penderie, Audrey retrouve un déguisement de carnaval réalisé par notre mère. Cette année-là l'école célébrait avec quelques mois d'avance la prise de la Bastille. Audrey brandit une charlotte en coton fin assortie à un bustier lacé devant, ainsi qu'un petit pantalon court bleu, blanc, rouge. Je lui demande : « Je portais quoi, ce jour-là ? »

Ma sœur rigole en douce. « Une robe, non ? Avec des soutiens-gorge remplis de coton, comme d'habitude ? »

C'était l'une des marottes de ma mère. Sur les photos, je suis accoutrée de faux seins chaque fois qu'il s'agit de se déguiser. Jamais Audrey. Pourquoi ? Que les psys se penchent sur cette devinette !

Elle ne laissait pas plus aux autres le soin de coudre nos costumes de danse. « Audrey, tu te souviens des jupes boules en taffetas or ? On avait cartonné avec ce costume. » Il y avait aussi les rouleaux de raphia pour fabriquer des pagnes ; les grandes jambières en laine recouvertes de bandes de satin noir et de strass pour les galas. Aux anniversaires, elle imaginait des concours de Miss, avec banderoles aux couleurs des pays d'origine de nos copines – Portugal, France, Espagne, Algérie. Tandis que j'improvisais des commentaires comiques, elle coiffait et habillait les concurrentes.

Sa passion pour les tissus, la couture, les costumes n'avait pas seulement à voir avec la frivolité, mais relevait aussi d'une vocation manquée. Certes, elle avait été comptable pendant trente ans, et avec le plus grand sérieux, mais il suffisait de jeter un œil sur son compte en banque pour comprendre qu'elle s'intéressait très moyennement aux chiffres. La mode était un moyen d'évasion et d'expression. D'ailleurs, quand elle était lassée d'un vêtement, elle lui redonnait une seconde vie en le customisant ou en le retaillant.

Les dernières années, elle manquait d'argent pour satisfaire ses envies et pour nous gâter. Elle se mit à vider ses placards et la cave à la recherche de tout ce qu'elle pouvait vendre dans les vide-greniers du coin. Elle y passait ses week-ends, avec un bagout qui nous mettait en joie. Un jour, un homme avait pris sur notre étal un thermos qui n'avait rien de rutilant. Il le mit à son oreille, nul ne sait pourquoi, sauf à vouloir rester quelques minutes de plus face à cette jolie femme.

« Madame, dans votre thermos, on entend la mer. C'est beau.

— Absolument, avait répondu ma mère. C'est sa particularité. Je vous le fais à deux euros. »

Dès qu'elle s'absentait du stand, les ventes chutaient. Audrey et moi n'avions pas son talent pour embobiner une cliente et lui vendre la dernière chose qu'elle aurait choisie d'elle-même. Moins ça lui allait, plus ma mère en rajoutait : « C'est formidable. Ça vous change. Vous n'êtes plus la même. » Ce n'était pas tout à fait faux.

Ma mère séduisait tout le monde, pourtant ce n'était pas une femme très souriante ni sur les photos ni dans la vie. Elle avait un air grave de *drama queen*, qui ajoutait à son charisme. C'était une manière de créer de la distance avec autrui et d'être maîtresse du moment où l'on pouvait l'approcher. Les vêtements élégants avaient cette double fonction d'armure et de sortilège.

Tout à coup, ma sœur me tend une veste en lin rose bonbon à gros boutons dorés. « Tu te souviens, elle la portait au baptême de Geoffrey sur une petite robe noire ? Ça ne te rappelle rien d'autre ? » Comme je ne réagis pas, Audrey se précipite dans le salon vers le coin des albums photo. Sur le dernier cliché, qui correspond à la dernière sortie de ma mère, je tiens ma fille Lana noyée dans le tulle blanc de sa robe de baptême. Je porte une robe bustier noire et une veste d'un rose éclatant. *Ma mère, mon icône*, me dis-je en souriant à ce signe taquin qu'elle m'envoie.

Aujourd'hui, je travaille dans le conseil en image et le relooking, Audrey conçoit tous ses costumes de scène et Geoffrey est dans la mode. Qui y verrait un hasard ? Même si j'assume cet héritage – un goût immodéré pour le shopping et les fringues –, même si ma vocation professionnelle n'aurait pu voir le jour sans cette tournure d'esprit, je ne peux éviter de m'interroger sur cette ironie du sort : deux femmes obsédées par l'apparence ont dû subir des opérations du sein qui ont flanqué un sacré coup à leur assurance. J'ai parfois pensé secrètement que nous avions payé par où nous avions péché ; aujourd'hui, je me dis que c'était un défi à surmonter pour ne plus jamais perdre confiance en nous, quelles que soient les circonstances.

12

On se sortait de tout

Après la disparition de ma mère, ma vie se dérègle. Cette mutilation affective me jette dans un tel désarroi que je m'occupe de Lana en pilotage automatique. Aucune défaillance, ni dans l'amour ni dans les soins, mais je la regarde évoluer avec un ravissement teinté de mélancolie. J'ai le sentiment de vivre derrière une paroi transparente qui coupe tous mes élans. La nuit, je ne parviens plus à trouver le sommeil, oppressée par la sensation de mourir étouffée sous un oreiller. Quand je sombre enfin, je crois entendre ma mère me supplier de faire quelque chose pour l'aider. Je ne suis plus qu'une boule d'affliction, écorchée, résistant à tous les plaisirs que pourrait m'offrir la vie.

Seuls la santé et l'avenir de ma sœur parviennent encore à mobiliser mon énergie. Je veux qu'elle accepte enfin de faire le dépistage et je ne la lâcherai pas.

J'ai décidé d'aller la chercher à son école de danse. Le vendredi, elle donne des cours de modern jazz pour adultes et je sais qu'elle en sort heureuse mais vidée. Un bon moment pour tester mon pouvoir de persuasion et lui faire baisser la garde. Depuis que les résultats du dépistage sont tombés pour moi, deux ans plus tôt, Audrey maintient sa position : elle gère très bien ses 100 % de doutes, bien mieux qu'une hypothétique mauvaise nouvelle. À mes yeux c'est une folie, une prise de risque inutile. D'autant que, contre toute raison, je me suis persuadée que ma sœur n'est pas porteuse du BRCA2 : puisque nous sommes à l'opposé à tous points de vue, nous en aurons la confirmation une fois de plus.

À l'adolescence, négligeant nos différences de caractère, j'ai parfois joué avec les nerfs de ma petite sœur. Elle n'a pas oublié que j'ai flirté avec le premier garçon qui l'a embrassée et qu'elle en a été inconsolable pendant des jours. Ni que j'ai parfois abusé de mon autorité naturelle. Ni les vacheries plus cruelles lors de mon épisode anorexique. Alors que je regarde Audrey danser depuis la galerie vitrée, je suis envahie de tendresse et d'admiration pour cette belle jeune femme. Aujourd'hui plus rien ne peut nous séparer. Il faut croire que la fusion est aussi dans nos gènes, nous avons reconstitué une cellule saine depuis la perte de notre mère. Et c'est vital pour elle comme pour moi.

Audrey a fini son cours, elle lève la tête vers la galerie, m'aperçoit et m'adresse un signe joyeux. Quelques minutes plus tard, nous sommes attablées à une terrasse de café venteuse. Audrey fume, très peu, et je lui concède cette cigarette dans le froid car le plus dur reste à venir. Alors que je prépare mon petit laïus mentalement, ma sœur plonge les yeux dans son verre de Coca et, stupéfaite, je l'entends me dire : « C'est bon, je prends rendez-vous pour le dépistage. Je vais le faire rapidement. » J'en pleurerais de soulagement. Et, la seconde d'après, d'angoisse. Je suis sûre qu'elle ne l'a pas, mais allons savoir… un risque sur deux, une chance sur eux.

Audrey me dit : « Maman n'a jamais cherché à influencer ma décision, contrairement à toi. Pourtant, tu te souviens qu'elle était un vrai despote pour nos rendez-vous médicaux. Elle les prenait à notre place, s'il le fallait, même les derniers temps, quand nous avions passé l'âge d'être prises en charge. Je me dis qu'elle devait être rongée de culpabilité pour lâcher prise comme ça. »

Je me souviens aussitôt de notre mère jetant nos affaires sur le palier quand nous refusions de ranger notre chambre. Ou des réflexions bien senties devant nos copines si elle jugeait que nous lui manquions de respect. Nous obéissions à ma mère, et plus encore Audrey qui détestait les conflits. Ma sœur a sans doute raison de s'interroger sur son laxisme dans ce cas précis. Sans me laisser le temps de répondre, elle poursuit :

« Je crois que j'ai besoin de te faire ce cadeau, je sais à quel point tu t'inquiètes, mais finalement ce n'est pas le fond de la question. »

Je n'ignore pas que ma sœur déteste les médecins et la maladie, ni qu'elle a enduré des deuils terribles qui justifient qu'elle ait choisi une insouciance aveugle à dix-huit ans. J'ai eu beau lui répéter qu'il m'était impossible de concevoir, même dans le pire de mes cauchemars, de la perdre ; j'ai eu beau lui dire qu'elle le devait à ses futurs enfants et à sa nièce, mes arguments glissaient sur elle sans jamais l'entamer. J'ai besoin de comprendre ce revirement.

« C'est quoi le fond de la question ?

— Quand j'ai appris que maman était porteuse du gène, je n'ai ressenti aucune angoisse particulière. Rappelle-toi, chez nous tout finissait toujours bien. Quelles que soient nos emmerdes de santé ! Ta toxo, ma naissance prématurée à sept mois, le cancer de mamie, et même celui de maman au début, on se sortait de tout. Et puis papa a disparu, c'était tellement brutal. Tout à coup, j'ai compris que je ne connaissais rien de la mort. Tu n'habitais plus chez nous, tu n'as pas tout vu, mais à cette époque, j'ai mûri d'un coup. Ensuite il m'a fallu un peu de temps pour l'admettre, mais la disparition de maman a été un déclic. J'ai besoin de savoir si elle m'a laissé ça, à moi aussi. »

Audrey tient parole, comme toujours. Un mois plus tard, je l'emmène faire son dépistage. L'infirmière prélève sa salive avec une sorte de coton-tige et lui fait une prise de sang. Un examen d'une simplicité déconcertante…

Sur le chemin du retour, ma sœur me dit qu'elle connaît le résultat d'avance : « Je suis sûre que je l'ai.

— Et moi je suis sûre du contraire.

— Tu es tellement superstitieuse, tu n'avoueras jamais que tu as un doute, me lance-t-elle en riant. Et puis, moi, je préfère me préparer au pire. »

Quand nous apprendrons que ma sœur est porteuse du BRCA2, je serai aussi incrédule qu'anéantie. En sortant de l'hôpital, sans même y réfléchir, nous prendrons le chemin du cimetière de Choisy-le-Roi. Devant la tombe de ma mère, nous lui annoncerons la nouvelle, chacune à sa manière, dans le secret du recueillement.

Quelque mois plus tard, ma sœur revient sur cet épisode, un soir de vraie intimité. Elle qui se livre avec la plus grande difficulté, à l'inverse de moi, semble vouloir aller au fond des choses.

« Ce que je redoutais le plus au moment du dépistage, c'était de ne pas avoir le gène. Je me disais que ce serait horrible, que je me sentirais tellement en défaut par rapport à toi. J'avais même peur que tu m'en veuilles. Je sais que c'est absurde. Mais quand j'étais enfant, tu ne me passais rien ; ce n'était pas méchant, tu voulais simplement que je t'admire et tu y parvenais très bien. Ensuite nous nous sommes rapprochées et, dans mon esprit, rien ne devait plus nous séparer. »

Elle me dit qu'elle a appris la nouvelle sereinement. Elle a simplement pensé « Je suis comme ma mère et ma sœur, c'est dans l'ordre des choses ». Elle ajoute : « Tout le monde affirmait que j'avais tout pris chez papa, et toi chez maman. Finalement, ce n'est pas si simple. Et j'étais contente que ça nous rapproche plus encore. Ça devenait une question identitaire, pour moi. »

Ce soir-là, j'ose lui reposer la question qui me hante depuis son dépistage. Que je lui ai posée cent fois sans obtenir une réponse satisfaisante à mes yeux : « Pourquoi refuses-tu d'envisager une ablation des seins ? » Elle sait que mon opération est désormais programmée, que je la redoute mais y vois une planche de salut ; je sais qu'elle a peur pour moi mais y voit une preuve de courage. Pourtant Audrey n'est pas moins courageuse que moi !

« Dans quelques années peut-être. Pour tout dire, je n'en suis vraiment pas certaine. Si j'ai compris une chose à la mort de papa, c'est bien qu'on pouvait claquer d'une seconde à l'autre. Alors les principes de précaution, j'y crois pas trop. Je préfère vivre au jour le jour. Même si j'ai un enfant plus tard, je ne suis pas sûre que ça modifiera mon point de vue. »

Elle allume sa première cigarette de la soirée et se tait un instant. Je me dis qu'elle n'ira pas plus loin dans les confidences, mais elle reprend à voix basse : « Regarde, notre mère a eu un cancer et ça ne nous a pas empêchées de grandir, de nous construire et de devenir des filles bien. Pourquoi ça serait différent pour mon gosse ? »

Je bondis : « Non, là tu pousses, avec ton fatalisme. On s'en serait très bien passé, et on ne serait pas devenues pour autant des adultes sans cœur ! Mais oublions l'opération : tu te rends compte que ton refus de faire des mammos tous les six mois est totalement irresponsable ?

— Le problème, c'est que chaque matin je me lève en me disant que je respire, que je suis en pleine santé, que j'ai des rêves. Si je fais une mammo et qu'on m'annonce que j'ai une tumeur, c'est tout mon système qui s'écroulera. Comment je tiendrai, alors ? »

Je suis si émue et déconcertée que je ne trouve rien à lui répondre, ce qui m'arrive rarement ! J'ai envie de couvrir ma petite sœur de bisous, comme je le faisais avec ma mère quand j'étais enfant, mais ce n'est pas plus son truc que ça ne l'était pour ma mère. Alors je me contente de la regarder avec amour.

Ce soir-là, je pense qu'elle m'a tout dit. Mais après mon ablation des seins, nous reviendrons inévitablement sur cette question, et je m'apercevrai que nous étions loin d'avoir fait le tour du sujet.

13

J'ai compris qu'elle avait buggé

Quand on est l'aîné, on pense tout connaître de ses frères et sœurs, surtout si on a participé à leur éducation. Évidemment, c'est une vue de l'esprit. Plus encore quand il s'agit de sujets sensibles où chacun intériorise sa douleur, quand il ne la refoule pas. Quelques mois après le dépistage de ma sœur, c'est au tour de Geoffrey de nous révéler les circonstances dans lesquelles il est entré sur la scène de notre tragédie familiale. Ma sœur et moi l'écoutons, partagées entre le fou rire nerveux et l'incrédulité.

Notre mère est tombée malade alors que Geoffrey avait neuf ans. Pas question d'informer le petit dernier. Tout le monde veillait à garder le secret. Les conditions s'y prêtaient : l'opération fut pratiquée dans l'urgence et, quelques mois plus tard, les vacances d'été éloignèrent Geoffrey de la maison.

Notre petit frère était un enfant modèle : généreux, serviable, câlin et studieux. Nous étions toutes trois folles de ce gamin, d'autant plus que nous devions veiller à sa santé un peu fragile. Il avait de nombreuses allergies, notamment au soleil et aux piqûres d'insectes. Geoffrey était le fils de l'homme qui avait partagé la vie de ma mère après Rui. Les dernières années de la vie commune entre son père et notre mère, le petit fut témoin de nombreuses disputes et l'ambiance ne s'apaisa pas entre ces deux-là après leur séparation. Geoffrey était discret, il exprimait peu ses sentiments, et nous allions découvrir bien vite que sa vie était polluée par des TOC, des rituels inconscients qui le rassuraient tout en l'emprisonnant dans un monde faussement rationnel. Ma sœur et moi prenions à cœur notre rôle de petites mères auxiliaires quand la nôtre était au boulot. Audrey lui faisait faire ses devoirs, je lui préparais son dîner. Aux dernières heures de notre mère, nous ferions en sorte qu'il vienne le moins possible à l'hôpital, et lui ne parlerait pas de sa maladie. Après sa disparition, il ne pourrait plus jamais prononcer son prénom, mais aimerait l'évoquer comme si elle était encore là, avec naturel, avec une distance affectueuse, en avouant qu'elle n'était pas toujours facile, mais qu'il l'adorait. Il n'oubliait jamais de recaser sa blague préférée : « Dieu ne pouvait pas être partout, alors il a inventé la mère. »

Mais les mères, même les meilleures, sont parfois dominées par leurs pulsions féminines et elles se transforment alors en ogresses. Les petits garçons doivent avaler ça, et ce n'est pas la partie la plus simple de leur existence. Ce jour-là, Geoffrey rentre de vacances avec son père. Brigitte ouvre la porte et découvre le visage de son fils ravagé par les coups de soleil et les piqûres de moustiques. Elle ne prend pas le temps de l'embrasser avant d'exploser contre son père. « Mais tu es cinglé, tu sais très bien qu'il doit être protégé! Il faut l'emmener aux urgences. » Elle invective son ex-mari, lui reprochant de lui ajouter des soucis et lui rappelant qu'elle a déjà son lot de problèmes.

Comme la plupart des hommes, le père de Geoffrey feint le je-m'en-foutisme quand la culpabilité pointe son nez, ce qui, dit-on, a le don d'accroître l'exaspération des femmes. Dans ce domaine, cet homme-là sait y faire. Accoudé au chambranle de la porte comme un cow-boy, la chemise ouverte jusqu'au nombril sur une chaîne « mastergold », il lance : « Mais arrête avec ces conneries, y en a marre à la longue. » « Ces conneries! » Ma mère comprend que son adversaire lui parle de sa maladie et non des moustiques. À moins que l'affaire ne soit plus tordue, ou plus pathétique. Sous les yeux éberlués de son gamin, ivre de rage, elle soulève son chemisier et dévoile son buste nu. D'un seul regard, Geoffrey découvre que sa mère a subi une opération lourde et qu'elle est mutilée. Une grande balafre en traviole sur son buste, voilà ce qu'il aperçoit.

La scène ne s'arrête pas là. Au point de douleur où ils en sont tous les trois, plus rien ne peut les arrêter. Ma mère continue d'insulter le père de son enfant, elle n'a pas de maître dans la surenchère : « Tu as été un mauvais mari, maintenant tu es un mauvais père. Ma maladie, c'est ta faute. Tu as pourri ma vie. »

Geoffrey est plongé dans une confusion totale. Il nous raconte : « À ce moment-là, je n'entends plus rien tellement je suis choqué, je ne comprends plus rien. Je fixe un point du carrelage rose. Je me rappelle que le chien a pissé partout ici, à tel point que le lino a pourri, et qu'à cet endroit le sol détérioré a été remplacé par du carrelage rose. » Le rose, la couleur des filles, la pisse, les chiens qui marquent leur territoire ! *Doktor* Freud, bienvenu à la maison ! « Je file dans ma chambre et me réfugie dans mes manies préférées, se souvient Geoffrey. Je remets en place, c'est-à-dire que je bouge d'un millimètre, mes héros en plastique afin de revenir dans un monde moins déstabilisant. » À l'autre bout de l'appartement, la porte s'est déjà refermée sur des parents irréconciliables. « J'oublie tout dans la solitude, dit Geoffrey, mais avec le recul, je m'étonne que maman ne se soit pas précipitée dans ma chambre. Je suis sûre que toi, Læt, c'est ce que tu aurais fait avec ta gamine. Maman n'est pas venue. Elle n'osait pas ? Elle était trop triste ? » Pensait-elle à cet homme qui avait adulé son corps indemne, mais n'avait pas de compassion pour sa souffrance ? « En tout cas, conclut notre frère, ce jour-là, j'ai compris qu'elle avait buggé. Pour moi, elle n'est jamais redevenue la même. »

Ma mère m'avait raconté cet affrontement avec l'homme ambivalent : « Je lui ai déballé le matos, m'avait-elle dit au téléphone sur un ton victorieux, il va bien falloir qu'il assume ses responsabilités dorénavant. » Ce qu'elle n'a jamais mentionné, c'est que Geoffrey avait assisté à la scène.

À écouter cet épisode étrange, je m'interroge sur l'instinct maternel et sur la capacité de ma mère à protéger un petit garçon innocent ; mais au fond de mon cœur, je me dis que la maladie et son cortège de malheurs produisent de l'inexplicable, du grotesque, et de la passion.

14

Tout plutôt que le cancer

Deux ans et demi après mon dépistage, les professeurs de l'Institut Gustave-Roussy envisagent enfin de pratiquer la double mastectomie préventive que je réclame avec obstination. Ils me redisent que c'est une opération compliquée. Eux comme moi sommes quasiment des pionniers en France dans ce domaine. Ils sont à cheval sur les principes de précaution. D'autant qu'ils ont été attaqués par des patientes dévastées par le résultat. Ils m'avertissent : « Après l'opération, vous ne sentirez plus rien du cou à l'abdomen. Ce n'est pas facile à vivre. Vous comprenez ? »

Une patiente opérée d'un cancer, venue pour un soin après une ablation des seins et une reconstruction, attend dans le couloir. Le médecin la fait entrer dans son bureau et l'invite à me montrer ses seins. La femme n'hésite pas à soulever son pull devant moi : c'est affreux.

Je décide de prendre d'autres avis et rencontre le docteur Fitoussi à Curie, avec mon mari. D'instinct, je me sens en confiance avec cet homme. Je lui raconte mes déboires avec les autres médecins et lui déclare :

« Personne ne m'écoute, mais je n'aime plus mes seins, je veux qu'on me les retire. »

Il reste confraternel. Concède néanmoins que la France est un pays beaucoup plus craintif que les États-Unis quand il s'agit d'intervenir sur les seins indemnes des femmes. Question de culture : les patientes et leurs époux sont plus réticents dans l'Hexagone. La femme est avant tout une mère nourricière, sacralisée. Même les filles qui font de la chirurgie plastique sont moins nombreuses qu'outre-Atlantique, et moins bien considérées. « Tout ça évolue lentement, me dit-il, mais quoi qu'il en soit, on ne prend pas la décision d'une double mastectomie à la légère. »

Je sens qu'il réfléchit à cette décision pleine d'embûches. J'ai vingt-six ans et la chance d'avoir de beaux seins; si je ne les aime plus, c'est uniquement parce qu'ils sont devenus une menace. Je n'apprécie pas qu'on me résiste et poursuis : « Je veux le faire même si vous ne m'en remettez pas d'autres! Aucune importance. Aujourd'hui, je me fous de mon apparence. D'ailleurs, je suis fan de Coco Chanel. De Charlotte Gainsbourg. Elle est plate et super sexy, non? J'aime les femmes androgynes. Quand j'étais petite, j'étais un vrai garçon manqué, une aventurière. Ça m'irait très bien de le redevenir. »

Je vois qu'il tique malgré mon déluge de forfanteries.

« De toute façon, je ne suis pas sûre de pouvoir assumer l'ablation et la reconstruction en une fois, dis-je. J'ai besoin de m'habituer à cette situation. Si vous tenez à la reconstruction, procédons en deux étapes. »

À bout d'arguments, je lâche enfin : « Tout plutôt que le cancer.

— Je vous comprends, mais nous allons prendre notre temps, et envisager toutes les solutions ensemble. La reconstruction n'est pas toujours un échec », me déclare-t-il sans se laisser démonter.

Il m'explique la reconstruction par expandeur tissulaire : des ballons en silicone sont placés vides sous le muscle pectoral et on y injecte du sérum physiologique par une fine aiguille pendant deux mois, à raison d'une séance par semaine. C'est une solution qui donne de meilleurs résultats quand les tissus sont très abîmés, notamment après des radiothérapies. Elle permet de contrôler le volume et la symétrie en retendant les tissus progressivement, avant d'y placer des implants mammaires. C'est la « méthode Angelina Jolie ».

Une autre consiste à prélever de la graisse sur une partie charnue du corps, les fesses ou l'arrière du genou, et à la réinjecter dans les seins. Il m'informe que je peux consulter le site d'une association fondée par une femme qui ne jure que par cette méthode. Mais que lui ne la pratique pas car certaines études émettent l'hypothèse que le lipomodelage pourrait être un facteur de stimulation du cancer du sein – a fortiori chez les porteuses du gène. Et puis, il n'y a pas assez de graisse chez moi. Il utilise en revanche ce procédé pour les retouches après la reconstruction.

La reconstruction avec lambeaux cutanés permet de transposer, à la place du muscle pectoral, un muscle du dos avec de la peau et de la graisse. L'opération est longue, laisse une grosse cicatrice dans le dos. Elle n'est pratiquée que dans les cas où les tissus sont si abîmés qu'il est impossible de placer des prothèses mammaires, ou quand les femmes sont opposées à un corps étranger.

Et puis, il y a les classiques prothèses mammaires. C'est l'opération la moins lourde et la moins douloureuse. C'est ce qu'il choisit pour moi, comme dans 80 % des cas.

Il met cependant une condition à l'intervention : durant six mois, je devrai accepter un suivi psychologique. Comme tous les grands médecins, il prend le temps de me détailler les étapes pas à pas, sans craindre que cela n'affecte son autorité. En France, la décision de pratiquer une mastectomie préventive est collégiale. Un généticien, un oncologue, un gynécologue et un psychologue doivent suivre la patiente, et tous quatre rendront leur verdict au cours d'une réunion pluridisciplinaire – manière de se couvrir un tant soit peu, de prendre la décision la plus adaptée et d'imposer un délai de réflexion à la patiente.

En 2008, je serai la première jeune femme à subir une double mastectomie préventive en France. Récemment, depuis la déclaration d'Angelina Jolie, les demandes ont augmenté. Ce qui exige plus de prudence et de compétences encore. Selon le docteur Fitoussi, les critères exigés pour pratiquer une double mastectomie préventive sont très nombreux. Et ne consistent pas uniquement à dépister les gènes BRCA1 et 2. À titre d'exemple, il m'explique que pour une femme de soixante ans qui présenterait ce particularisme, il ne serait pas pour autant acquis qu'elle devrait se faire opérer. Avec l'âge, la courbe de risque diminue en même temps que l'espérance de vie.

Mon médecin n'est pas qu'un grand oncologue, il a aussi des connaissances en génétique et en gynécologie. Et il suffit de l'écouter cinq minutes pour comprendre qu'il n'est pas complètement dénué de psychologie. Je m'en remets à lui.

Mais l'attente est longue et angoissante. Je pleure des nuits entières alors que Steeven dort à poings fermés. Je lui en veux de m'abandonner à ce calvaire. Puis, retour de balancier, c'est la culpabilité qui me ronge. « Finalement, me dis-je, je l'ai trompé sur la marchandise. »

Je tends le dos pour me faire battre en lui demandant s'il m'aurait épousée en toute connaissance de cause. Il refuse de répondre. Peu à peu, il interdit les discussions sur le sujet. À la fin, la communication est rompue. Je suis si repliée sur moi-même que je ne parviens plus à lui manifester la moindre tendresse.

Le sport nous permet de nous défouler, tout en nous évitant poliment. À cinq heures du matin, il démarre ses exercices de kempo en kimono, répète ses enchaînements contre un adversaire en cire et vocifère ses katas qui ne manquent pas de me réveiller. Plus modestement, je cours dix kilomètres par jour. Peu de temps avant de passer sur le billard, je lui demande s'il est certain de ne pas vouloir revenir en arrière, certain qu'il supportera une femme mutilée. Sa réponse est sans appel : « Je n'envoie pas ma femme se faire opérer, j'envoie la mère de ma fille. »

Il doit penser que c'est le dernier mauvais moment à passer. Il y croit : après mon opération, tout rentrera dans l'ordre. L'ordre et l'amour font-ils bon ménage ? C'est la question que je pose à ma psychothérapeute. La rigidité de Steeven ne manque pas de m'inquiéter. Je crains qu'il ne mesure pas ce qui nous attend.

En séance, je m'aperçois que je parle davantage de lui que de ma mère. Mon interlocutrice ne s'y trompe pas, elle a compris que mon couple se fragilise de jour en jour, et demande que mon mari m'accompagne la fois suivante. Il refuse. « Moi, tout va bien », dit-il.

Mel et Angel n'ignorent rien des tensions dans mon couple. Je les connais depuis les bancs du collège. À nos yeux, les hommes sont bienvenus dans nos vies à condition qu'ils s'adaptent à notre trio infernal.

Elles décident de prendre les choses en main : il ne sera pas dit que je partirai me faire opérer dans la morosité. Mes meilleures amies forment un duo complémentaire et parfait. Chacune a sa mission définie. Angel, ma diva, porte bien son nom avec ses yeux bleus et ses boucles dorées ; elle vous écoute sans jamais s'impatienter, avec douceur, et a toujours une parole réconfortante à la bouche. Solaire, aimante, chaleureuse, c'est une belle âme. Mel, ma *bandida*, est déjantée, sans foi ni loi quand il s'agit de faire un bon mot, c'est un ouragan que rien ne peut faire vaciller et qui allège vos peines en faisant le pitre. Ses yeux verts et son nez retroussé lui donnent un côté piquant, assez rare chez une blonde.

C'est Mel qui décide que mes seins ne peuvent disparaître sans un dernier hommage. Elle appelle ça mon

« enterrement de vie de gougoutte ». Mel et Angel réunissent cinq ou six de mes copines, et cap sur Saint-Germain-des-Prés. Au dîner, chacune d'elles pose pour des Polaroid où mes seins sont mis à l'honneur au premier plan. Chacune m'offre un cadeau qui adoucira mon séjour à l'hôpital. Chacune y joint un mot destiné à me donner du courage.

Cette petite fête n'a rien d'absurde. C'est bien une autre personne qui sortira de l'hôpital, plus changée que par un mariage quel qu'il soit. Une des serveuses nous demande ce que nous fêtons. Je fais les gros yeux à Mel, certaine qu'elle va lâcher le morceau. À la troisième bouteille, mon opération n'a plus de secret pour la serveuse, qui semble ne pas tout comprendre. Elle pense sans doute à de la chirurgie plastique et nous prend visiblement pour des écervelées.

Ce soir-là ma sœur arrive en retard au dîner. Elle s'en veut. Elle a tort. Son amour est manifeste à chaque seconde. Dans la boîte de nuit où nous dansons plus tard, je sens son regard attentif sur moi. Nous n'avons pas dit un mot de l'opération de la soirée – hormis à la serveuse –, pourtant j'ai eu le sentiment que ces filles s'étaient donné le mot pour veiller sur moi.

Mon opération est décalée de quatre jours pour des raisons indépendantes de ma volonté. Du coup, je passe à vingt kilomètres de course quotidienne pour supporter l'angoisse.

Quand j'entre à Curie, Audrey est là et elle ne bougera quasiment pas de ma chambre jusqu'à ma sortie.

Elle m'a aidée à organiser mon opération comme une épreuve sportive. Les soutiens-gorge de contention sont rangés dans mon armoire ; autour du cou, je porte une petite étoile en sautoir toute moche, mais dont j'ai décidé qu'elle serait mon porte-bonheur. Une infirmière me félicite pour ma bonne mine. Tout fonctionne : j'ai fait des UV pour avoir l'air en pleine forme en remontant du bloc. Je passe des coups de fil à mes copines susceptibles de me trouver une coiffeuse à domicile. C'est mon plan pour la soirée, je veux qu'on me fasse des mèches à l'hôpital, toujours dans l'idée d'être belle à mon réveil.

Ce genre de fantaisies ressemblent bien à celles que nous inventions, ma sœur et moi, quand nous étions deux gamines fofolles partageant la même chambre. Nous papotons une partie de la nuit comme au bon vieux temps.

Au moment où les calmants commencent à faire de l'effet, je l'entends me répéter : « Je suis fière de toi. Tu n'imagines pas à quel point ton courage me bluffe. » Je sais qu'elle est aussi très soulagée de savoir que je serai sauvée du BRCA2. Je m'endors tranquillement.

15

Fitoussi a fait un boulot magnifique

Le résultat objectif est le suivant : l'opération a duré trois heures. Le chirurgien a vidé et gratté toute la glande mammaire au plus près du derme. Il a placé deux implants. Mon risque d'être atteinte par un cancer du sein est passé de 90 % à 5 %.

Le reste n'est qu'un vaste maelström, un tissu de contradictions, des montagnes russes qui me font passer d'un optimisme forcené à des peurs archaïques.

La douleur au réveil est atroce. J'ai l'impression qu'un quinze tonnes s'est garé sur ma poitrine. Mais en ouvrant les yeux, je me dis : « Plus un nuage à l'horizon. » Je hurle, on augmente la dose de calmants. On m'annonce que l'intervention s'est bien déroulée, je pleure de soulagement. Ce soir-là, une femme renaît et sa mère meurt vraiment. Une femme renaît mais doit faire le deuil de ses seins. Il faut accepter d'enterrer la jolie fille qui a séduit Steeven. Mon corps va devoir se remettre en route, trouver d'autres équilibres, des plaisirs nouveaux avec un torse définitivement engourdi, avec une douleur lancinante qui ne disparaîtra pas avant longtemps. Pour l'instant, la moindre respiration me fait souffrir le martyre.

Trois jours plus tard, l'infirmière me force à regarder mes seins. Elle affirme que le chirurgien a fait un travail exceptionnel. Je vois mon buste couvert d'hématomes jusqu'au cou, bombé, tuméfié, informe; mêlée aux taches violacées, la Bétadine forme un arc-en-ciel aux couleurs sinistres. Le muscle pectoral a été décollé afin d'y glisser les prothèses. La peau gondole ici et là. Deux creux au-dessus des seins signalent que la glande mammaire a été enlevée. Les tétons semblent vissés sur un buste sans vie. L'infirmière répète : « Le docteur Fitoussi a fait un boulot magnifique. Surtout, poursuit-elle, regardez vos seins tous les jours. Vous constaterez des progrès quotidiens. Tout va se remettre en place peu à peu.

— Super, et vous me conseillez de les regarder combien de temps par jour ? »

L'ironie m'aide à tenir. La soignante ne s'y arrête pas et me raconte que certaines femmes ont préféré bâcher tous les miroirs en arrivant chez elles. Elles ont sombré dans une dépression morbide.

Impossible de toucher mes seins pour en apprécier la consistance, ou pour soulager la douleur : deux drains partent à l'horizontale afin de les vider de la lymphe. Bientôt, je ressens un abattement infini. Un de mes ex-collègues de l'ARC, qui travaille dans l'un des bâtiments de Curie, vient me rendre visite chaque matin avec un sachet de chouquettes; il ne parvient pas à m'arracher un mot. Il finit par être si inquiet qu'il s'en ouvre à mon mari. Les personnes qui osent entrer dans ma chambre un compliment à la bouche ne m'entendent pas leur répondre intérieurement : « Ta gueule! » Aux mots de réconfort, j'ai envie de rétorquer : « Fermez-la, sinon je soulève mon tee-shirt. »

Seule la présence d'Audrey parvient à m'apaiser. Nous sommes hélas dans la même galère, convaincues qu'il y a une énorme injustice à devoir sacrifier la partie saine d'un corps. Ma sœur trouve les bons mots : « Dis-toi chaque jour que c'est de la vie, pas de la survie. » Pour la première fois, j'ai eu besoin de ma sœur, et je ne veux personne d'autre à mon chevet. La différence d'âge est gommée, nous sommes deux adultes qui se soutiennent, épaule contre épaule. Quand je la remercie pour sa présence si bénéfique, elle me dit : « Je fais ce que je peux. » Je lui réponds : « Tu le fais bien. » Son admiration est un baume. Elle se sent toute petite à côté de moi et je sens une femme forte à mon côté.

Après dix jours à l'hôpital, je n'ai plus qu'une idée en tête, me tirer de là. Je refuse les antidépresseurs prescrits par mon médecin. On m'envoie un psy avant ma sortie, mais ce n'est pas celui qui m'a suivie durant les mois qui ont précédé l'opération. Il ne connaît rien à mon histoire. Efficacité zéro. Avant l'intervention, on ne transige pas sur ce soutien pour se couvrir en cas de problème. Mais une fois que l'acte médical est accompli, l'Assistance publique n'a plus les moyens de suivre votre cas.

Avant mon départ, Audrey se met en quête de hauts sans décolleté et en coton pour ne pas irriter ma peau hypersensible. Je m'effondre en larmes en voyant le mal qu'elle s'est donné pour me trouver de jolis tee-shirts, ultra-féminins.

Quand nous montons enfin dans sa petite voiture sans permis, je suis submergée par une joie soudaine. Nous mettons la musique à fond et je hurle ma joie d'y être arrivée, de l'avoir fait, d'être enfin libre ! Et c'est ma sœur qui est venue me délivrer ! Toujours dans ce pot de yaourt un peu ridicule, alors que quelques centimètres nous séparent, j'accepte de lui montrer mes seins. Je redoute de la traumatiser.

Elle a beau sauver les apparences, il est clair qu'elle est profondément choquée. Elle trouve le courage de me dire :

« Je m'attendais à pire.

— Ah bon ? Pire, je ne vois pas.

— C'est gonflé, ça va s'arranger. Tu t'attendais à quoi ?

— Pas à ça. »

Elle veut m'obliger à formuler mes peurs.

« Pas à "ça" quoi ? »

Mais je n'arrive pas à qualifier ces deux appendices étrangers sur mon corps.

« En tout cas, je n'aurais jamais imaginé que ça me changerait autant. »

Ma sœur est la seule personne au monde capable de me rassurer, mais elle est aussi la plus concernée, susceptible de transposer mes doutes à son propre cas si elle décidait de faire pratiquer la double mastectomie. Je refuse de lire dans son regard : « Si c'est ça, je ne le ferai pas. » Moi, je m'aventurais dans l'inconnu, pour elle il n'y en aura plus.

Je dois lui transmettre une vision rassurante des choses si je veux qu'un jour elle passe à l'acte. Je sais aussi que la route sera longue pour accepter mon nouveau buste, mais je n'ai aucun doute d'avoir fait le bon choix. Je décide de ne révéler à personne cette ablation. Je m'évertuerai à vivre comme si ça n'existait pas.

Ma nouvelle vie s'annonce assez sport.

16

Pour moi, rien n'a changé

Steeven travaillait depuis quelques années dans mon ancien collège. Je l'ai rencontré à dix-huit ans alors que, tout en suivant mon BTS de communication, j'y donnais des cours de théâtre. Je n'étais plus la gamine délirante qui entortillait bolduc et pâquerettes en plastique dans ses cheveux, aux paupières pailletées, aux grands éclats de rire et à la maigreur suspecte. J'étais une fille plus épanouie, qui se cherchait encore et n'avait pas oublié les moments de flottement de son adolescence. Steeven s'était alors senti en droit de me draguer, et j'étais flattée d'intéresser un homme de sept ans mon aîné. Comme pour la plupart des filles, en amour, j'avais besoin de m'épancher. Toute ma courte vie y était passée. Il m'avait comprise, j'étais comblée.

Cet été-là, le hasard fit bien les choses. Il descendait à Bandol voir ses grands-parents. J'étais dans le coin avec ma famille pour un mois de camping. Après le concours de beauté annuel auquel ma sœur et moi ne manquions jamais de participer, je m'étais échappée pour le rejoindre. Coup de foudre.

J'avais trouvé mon sauveur, doublé d'un type dont le physique me faisait rêver. Au fil des jours, je découvrirais qu'il était drôle, bosseur, d'une droiture à toute épreuve. Nous avons décidé d'emménager ensemble tout de suite. Ce fut peut-être notre première erreur. J'avais beau jouer à la femme, j'étais encore une gamine qui avait toujours vécu dans une famille nombreuse, entourée de bruit et d'agitation, de coups de gueule et de réconciliations démonstratives. Je n'avais pas prévu que je serais incapable d'assumer deux jours de solitude. Dès que Steeven devait quitter la maison, pour des voyages scolaires ou d'autres obligations, j'étais perdue. Mes petits démons revenaient me tourmenter. J'aurais préféré n'importe quelle compagnie à ce face-à-face avec moi-même. Cinq minutes sans quelqu'un à qui parler et je ressassais des idées sombres. De là à en déduire que je ne pouvais me passer de lui un instant, le pas était facile à sauter. En son absence, je vivais dans une attente douloureuse, avec le sentiment de gâcher mon temps. La mère de Steeven me prit en pitié et vint dormir chez moi – ou plutôt avec moi – pour me rassurer, tuer une araignée au-dessus de mon lit ou m'aider à passer le temps. Peu à peu, je finis par mûrir.

Plus tard, nous nous sommes mariés, nous avons eu Lana, c'était la partie émergée de l'iceberg, la félicité. Sous les eaux translucides, on pouvait déjà apercevoir un monde moins riant. Durant huit ans, Steeven avait encaissé coup dur sur coup dur à mon côté. La maladie, la mort de mes parents, le dépistage. Il avait eu sa dose d'emmerdes avec la famille Mendes. Et maintenant ma mastectomie.

À mon retour à la maison, il prend les choses en main à sa manière autoritaire. « Pour moi, rien n'a changé, affirme-t-il. Tu vas devoir faire avec tes nouveaux seins, tu vas devoir avancer, sinon on ne s'en sortira pas. »

Je le vois dans la glace derrière moi. Son corps de rêve ne s'accorde plus avec le mien. Il y a incompatibilité esthétique entre nous. Je me cache dès qu'il entre dans la salle de bains. Il a beau me répéter que je suis la même, comment le croire ? À mes yeux, il me baratine et ce n'est pas le moyen le plus subtil de m'aider à surmonter mon traumatisme.

Il exige que je fasse bonne figure en toute circonstance. S'énerve quand je ne veux pas organiser les fêtes familiales à la maison. Il préférait sa femme-enfant plus malléable. J'ai certes toujours eu un côté assez capricieux, mais, cette fois, il confond tout. Nous ne sommes plus dans le même registre. Difficile d'obtenir à coups de semonces qu'un être soit bien dans sa peau. Plus il insiste, plus je me décompose. Du coup, l'opération devient un sujet tabou entre nous, alors que je n'attendais qu'une chose : qu'il me félicite pour mon courage, qu'il me dise sa fierté d'avoir une femme telle que moi.

Il s'évertue si bien à banaliser mon opération que j'ai l'impression que je viens de subir une appendicite.

« Les seins, ça passe juste après le cœur pour une femme ! Ce n'est pas qu'une décoration. »

Il m'écoute à peine. « Tu te fais des films. » C'est son mantra. Quand il est de meilleure humeur, il me dit : « Ta personne ne se résume pas à des seins. »

Dans un monde raisonnable, il n'a pas tort. Sauf que mon petit gène a changé ma vie. Ma vision du monde, mon rapport avec le temps sont radicalement modifiés. Pour moi, cette opération est une renaissance, mais qui demandera du temps. Et j'ai besoin de son aide. Encore faut-il qu'il admette cette mutation.

Chacun campe sur ses positions. Lui veut tout recommencer comme avant, alors que je rêve de tout plaquer avec ma fille et lui. Alors que je n'ai plus peur de rien. Que je voudrais qu'on parte à l'autre bout de la France ou du monde. Qu'on brûle la vie par les deux bouts. Qu'on ouvre un bar sur une plage et qu'on passe notre temps à jouer de la guitare et à danser. Il me reprend d'un air sévère : « Notre quotidien, nous l'avons décidé ensemble. C'est ta vie avec moi, on ne va rien chambouler. » Pour lui, pas question que je lui fasse payer mes problèmes. Les états d'âme, les angoisses, ras-le-bol.

À la fin, mon mari feint de ne plus me voir, et je le rejette. On ne fait plus rien ensemble, le désir est mort. Notre couple se désagrège pendant un an. Quand nous nous quitterons, il pensera que je suis une détraquée, incapable d'être heureuse. De mon côté, je me dirai qu'il était brave. Que nous n'avons pas eu de chance.

À l'extérieur, je ne trouve pas beaucoup plus d'écoute. Rares sont les personnes au courant. Quelques collègues de l'ARC par la force des choses, la mère de Steeven, ma famille élargie. La plupart d'entre eux éprouvent de la compassion, mais je n'ai aucune envie d'inspirer de la pitié. D'autres admirent ma décision sans vraiment la saisir. Ils sont si gênés par le sujet qu'ils évitent d'en parler et n'osent même pas prendre de mes nouvelles. Les derniers jugent adroit de me secouer : « Allez, maintenant c'est derrière toi, passe à autre chose. » Je me sens incomprise. Seule Audrey clame haut et fort que je suis une guerrière.

Cette solitude forcée me marginalise avant de m'inspirer un sentiment de toute-puissance. J'ai l'impression de grandir, de devenir immense, et je voudrais que tout devienne immense autour de moi. Que tout me porte plus haut, au-dessus du lot commun. Je ne suis plus dans la norme. Je me sens immortelle et invincible. Je suis exaltée et tout me semble exaltant. J'ai déjoué la fatalité, comme si on m'avait donné la date de ma mort et que j'avais dit : « Vous allez voir ce que vous allez voir. » La seule difficulté est de se croire immortel en se sentant si moche et avec un lourd secret dans sa besace.

Je suis une géante aux pieds d'argile.

17

Si c'est un peu, ça va

Après ces dix années à avoir été enchaînée aux deuils et à la maladie, j'ai décidé que ça devait déchirer tous les jours. Mais le corps n'est pas aussi fort que l'esprit. Je n'ai tenu aucun compte des recommandations de Fitoussi. Il me dira deux ans plus tard en riant que la plupart des patientes ne sont pas plus dociles que moi. Entre Lana que je porte malgré son interdiction formelle, les courses, les tâches ménagères, le jogging, et la reprise de la danse encore moins recommandée, un de mes seins « coque » au bout de six mois. La prothèse durcit, remonte jusqu'au cou. Le moindre geste me demande un effort. L'asymétrie entre mes deux seins n'est pas des plus sexy. Je ne me décourage pas. En attendant de revoir Fitoussi, et pour cacher ce fiasco, je deviens une spécialiste des tenues drapées. Des motifs. Je joue avec les effets bouillonnants, le relief.

Dans la salle d'attente du cancérologue, les patients ont le double de mon âge au minimum. Je vois dans leur regard qu'ils s'interrogent sur ma présence ici. Fitoussi me reçoit enfin. Me demande où en est mon moral.

« Je pleure un peu.

— Si c'est un peu, ça va. »

J'éclate de rire, mais je suis bien consciente que je ne suis pas au bout de mes peines et qu'il faudra faire avec.

Il m'ausculte. Semble satisfait du résultat, surtout du fait que les mamelons ne sont pas nécrosés. Il remet la coque en place sans difficulté et me conseille de masser mes seins régulièrement. Il m'explique qu'on ne peut juger du résultat définitif qu'au bout d'un an.

Pendant les trois premiers mois, j'ai dû porter un soutien-gorge de contention nuit et jour. Pas très agréable. Mais pas davantage au moment où on l'enlève. Quand je marche, j'ai l'impression que les prothèses se baladent, qu'il y a du flottement ; mes seins me font l'effet d'un aquarium que je transporte précautionneusement. Je me plains des deux creux au-dessus de mes seins qui m'interdisent le moindre décolleté. Je lui explique qu'à la plage, je suis sur le qui-vive, que je me rue sur un tee-shirt sitôt sortie de l'eau. Pire que tout, je ne sens rien quand je prends ma fille contre moi.

« J'ai été honnête avec vous, je vous avais dit que je ne pourrais obtenir des résultats parfaits à la première opération. Dans six mois, il y aura des retouches à faire. »

Je me garde bien de lui avouer qu'il n'est pas question pour moi de repasser sur une table d'opération.

Il me dit qu'il me trouve mieux qu'au premier rendez-vous post-opératoire, au moment d'enlever les fils. Ce n'est pas difficile ! Je ne l'avais pas épargné ce jour-là, lui expliquant que je trouvais mes seins atroces. « C'est une illusion de sein », ne cessais-je de répéter.

Il me répondait : « Vous vous faites du mal inutilement. Il faut faire en sorte que la cohabitation se passe bien. »

Comme toujours, il sait tout sans que j'aie besoin d'en dire beaucoup. Il a raison, j'ai changé en quelques mois. Je pars en lui disant qu'il est mon sauveur. Il ne me pose pas une question sur mon couple, il a tout compris.

J'ai décidé de m'attaquer à ma vie comme à la construction d'une maison. J'ai passé en revue tout ce qui ne colle pas avec l'avenir dont j'ai déjà tracé les grandes lignes. Le gros œuvre, bien sûr, c'est Steeven. À mes yeux, l'amour passe avant tout. Et il ne disparaît pas comme par enchantement une fois la décision prise de se séparer. Mais, quoi qu'en disent les irréductibles défenseurs du couple, la mésentente, la lassitude des reproches incessants, la défiance sont plus forts que les sentiments. Je crains la réaction de mon mari. Je ne suis pas à l'aise avec l'idée d'imposer cette rupture à Lana, me rappelant trop bien le divorce de mes parents. Mais je me fous complètement de l'avis des autres car cette vie ne correspond plus à mes attentes. Si je reproduis le schéma maternel, c'est avec des désirs plus clairs et plus solides.

Quand Steeven quitte la maison, j'éprouve un vide terrible. Mais je suis soulagée de ne plus sentir son regard sur moi. Je me raccroche à l'idée que Lana n'aura pas vu ses parents se dire des horreurs.

La planification de ma nouvelle vie passe aussi par un nouveau job. Je commence à caresser l'idée de quitter l'ARC après dix ans de service et de reprendre une formation. Il est temps que je cesse de chercher la silhouette de ma mère à chaque coin de couloir. Quand j'ai le spleen, je regarde ma fille et pense à tous les Noëls que je pourrai passer avec mes petits-enfants. J'ai le sentiment d'avancer à grandes enjambées.

18

Pour la danse, j'ai besoin de me croire en bonne santé

Audrey suit pas à pas l'évolution de ma santé. J'essaie de lui présenter chaque étape sous un jour positif. Je n'ai pas renoncé à la convaincre de suivre mon chemin, loin de là. Le moment est favorable, elle vient d'emménager avec l'homme de sa vie. Elle est sortie de la déprime profonde où l'avait plongée la mort de notre mère. Elle était trop jeune quand elle a dû emménager seule. La même année, elle a dû sacrifier l'école de danse où elle avait été retenue, pour gagner sa vie comme hôtesse d'accueil dans une salle de sport. Elle bossait cinquante heures par semaine, en comptant la danse, sans jamais se plaindre ni même ressentir de fatigue. Je ne l'ai pas vue sombrer, débordée par mes propres soucis, dupe de son calme apparent. J'apprendrai trop tard pour y remédier qu'elle a fini par multiplier les achats compulsifs. Encore un héritage maternel. Qu'elle a compensé sa tristesse par des comportements addictifs avec la nourriture. À l'anniversaire de la mort de notre mère, l'apathie la terrassait, doublée de profondes crises d'angoisse. Son médecin devait lui faire violence pour lui imposer de brefs arrêts de travail. Son patron a senti qu'elle avait du vague à l'âme. Sensible à sa beauté, il l'a incitée à se confier et Gianni est tombé sous son charme. L'amour a aidé Audrey, le temps a fait le reste.

Cette fois, je profite d'un dimanche où Lana s'éclate chez son père pour inviter ma sœur à déjeuner en célibataire. Rituellement, les déjeuners de famille ont souvent lieu chez moi. J'adore faire la cuisine et ne me débrouille pas trop mal. Je lui prépare le gâteau au chocolat dont elle raffole. Tous les moyens sont bons pour la mettre en confiance. J'aborderai la question épineuse après le dessert.

Elle me voit venir au premier mot et son regard s'obscurcit. Je redoute qu'elle ne se ferme complètement ou ne mette un terme à la conversation par des plaisanteries. Il n'en est rien.

« Tu as un allié que tu ne soupçonnes pas. Gianni m'en parle aussi. »

Je me raccroche à l'idée que cet homme de neuf ans son aîné saura l'influencer, même si Audrey me dit toujours combien elle apprécie qu'il n'usurpe jamais le rôle de père avec elle.

« Tu vois bien, si les gens qui t'aiment le plus t'y encouragent, ça devrait t'inciter à y réfléchir.

— Mais j'y réfléchis, Læt, j'y réfléchis. Simplement je ne suis pas prête. »

Peut-être craint-elle de perdre son compagnon après une telle opération ? Après tout, Steeven et moi n'avons pas résisté au choc. Mais elle a l'air de penser que mes problèmes de couple ne dataient pas de la mastectomie.

De son côté, elle est sûre à 100 % de Gianni. Elle lui a parlé du BRCA2 dès le début de leur relation sans qu'il en soit effrayé. Sans même qu'il se pose la question de l'hérédité pour leurs futurs enfants.

Elle ajoute :

« Pour lui, tout ça reste très abstrait.

— Tu as peur de te sentir moins belle ? »

Elle sourit.

« Il n'est pas venu, le jour où je me trouverai irrésistible. Tu te rappelles comme j'étais mal dans ma peau, ado ? Les gens ne comprendront jamais que les jolies femmes ont pu passer par des phases de terribles complexes. Ils pensent que c'est de la pose. Ils n'imaginent pas ce que c'est que d'être une grande gigue plate et osseuse au milieu de garçons d'une tête de moins, focalisés sur les gros seins. Et puis le matin, quand on se regarde dans une glace, on n'est pas obsédée par son image. »

Je me souviens en effet d'une fille ravissante que rien ne rassurait et qui enfilait quatre pantalons les uns sur les autres pour avoir l'air d'avoir des formes.

« Vraiment, le physique, je m'en tape, insiste-t-elle. En plus, je déteste mes petits seins, ce ne serait pas une grosse perte. »

Elle concède que sa peur des hôpitaux, de l'anesthésie, de l'opération ne l'aide pas à sauter le pas. Mais il y a plus important.

« Quand on m'a annoncé que j'étais porteuse du gène, j'avais besoin de réponses théoriques. Les pourcentages de risque de cancer, le suivi nécessaire. Une fois informée, j'ai pensé que les statistiques n'étaient pas tout. Qu'il y avait sans doute des tempéraments plus anxieux que d'autres. Que les corps réagissaient sûrement différemment selon les plaies intérieures ou l'inconscient, la résilience, l'histoire familiale. »

En cet instant, j'entends exactement les mots de Fitoussi : « L'histoire familiale est déterminante, quand on doit décider de faire ou non une mastectomie préventive. » Selon lui, la patiente doit être structurée psychiquement, prête à affronter des problèmes affectifs sans s'effondrer, et être honnête avec elle-même. Dans le cas contraire, on multiplie les probabilités qu'elle en veuille à la terre entière une fois opérée. « Je dois être sûr qu'elle n'aura aucun regret », m'a-t-il expliqué.

Audrey sera cette patiente idéale si un jour elle prend la décision de se faire enlever les seins. Elle pèse le pour et le contre. Et pour mieux me conforter dans cette idée, elle ajoute :

« Moi, j'ai le sentiment que je maîtrise mon corps, sinon comment pourrais-je danser ? J'ai envie de croire que je peux rectifier le cours de mon destin. Comme toi, je revois maman en train de mourir et ça m'empêche de dormir. Mais je me dis que je dois vivre avec ça. C'est pourquoi je ne vois pas de psy et ne prends pas d'antidépresseurs. Je ne veux pas endormir ma peine. Quand je danse dans la salle de cours ou sur scène, quand j'enseigne, là je sens que je m'aguerris. Désormais, je suis forte grâce à la danse. Et pour la danse, j'ai besoin d'être ou de me croire en bonne santé. »

Le jour tombe dans la pièce, une immense tristesse m'envahit. Je ne sais plus si ce gène est une malédiction ou une chance de se construire autrement. D'une certaine manière, j'ai conscience qu'il nous aide à devenir des filles plus profondes que si la vie nous avait davantage souri. Réfléchir si souvent à la mort et à la condition humaine finit, même pour les moins philosophes d'entre nous, par développer certaines qualités que nous n'aurions pas exploitées dans le confort d'une vie matérialiste. Mais si je suis prête à l'apprécier pour moi, j'ai toujours autant de mal à l'endurer pour ma petite sœur.

« La danse, conclut-elle, c'est une drogue. C'est mon équilibre et ma force. Je vais t'avouer une chose qui me coûte. Tu me dis de penser à Gianni, à toi, à mes futurs enfants. Mais je pense surtout à la danse. Depuis ton opération, je vois bien que tu ne peux plus faire les mêmes gestes. Et c'est ce que je ne supporterais pas. Il n'y a pas d'égoïsme à placer une passion au-dessus de tout, malgré ce que chacun semble vouloir me faire croire. Et je ne veux pas qu'on me culpabilise à ce sujet. Sans la danse, je ne pourrais plus rien apporter à personne. Même pas à mon enfant. Pour être franche, si j'ai un cancer un jour, la chimio ne m'empêchera pas de danser. Maman l'a fait. Mais cette opération, si. Est-ce que j'ai plus peur de la maladie que de cette opération, je ne suis pas encore capable de le dire. »

Trois ans plus tard, en 2011, Audrey accouchera d'un garçon – à notre grand soulagement. Car même s'ils ont un risque d'être porteurs du gène, les hommes victimes de cancer du sein sont beaucoup plus rares. Aujourd'hui, ma sœur danse avec la même grâce que par le passé. Ses mouvements ne sont entravés par aucune cicatrice. Elle persiste à ne pas se faire suivre et à ne pas faire pratiquer de mammographies. C'est une fille qui m'inspire le respect. Elle vit au jour le jour, généreusement, en donnant le meilleur à son fils, Roméo, et à Gianni. Dernièrement, elle m'a juste avoué qu'en m'entendant parler du gène à une émission de radio un matin, elle n'avait pu s'empêcher de palper ses seins afin de vérifier qu'elle n'y sentait pas cette saleté de boule.

19

Dis pas petite, et dis pas grande

Après m'être séparée de mon mari, envisager ma future vie sentimentale revient à accepter une aberration : me déshabiller devant un homme. C'est à peu près aussi inconcevable que d'aller à sa première boum avec un herpès sur les lèvres.

À cette époque, j'ai rencontré Élisabeth à une soirée. Elle était un peu ivre et insistait pour comparer mon beau décolleté à son buste plat. Elle « vomissait » ses petits seins. Elle se plaignait tant et si bien que je rompis mon pacte de discrétion en l'invitant à relativiser. Et comme elle m'était sympathique, malgré son élocution pâteuse, je lui ai parlé de ma double mastectomie. Elle m'a fixée, pleine d'empathie, avant de me lancer, sincèrement incrédule : « Mais je ne comprends pas où est la différence avec de la chirurgie esthétique. »

La différence est simple. La mastectomie suppose d'enlever toute substance du sein, et le résultat ne pourra jamais atteindre la perfection d'une vraie poitrine retravaillée. De plus, la motivation change complètement la donne. « Pour ma part, lui dis-je, j'avais de très beaux seins naturels. On ne peut couper au traumatisme dans un cas pareil, mais il n'est pas certain que l'expérience soit moins douloureuse pour une femme à la poitrine imparfaite. Le problème est de se faire enlever ses seins pour échapper à une maladie mortelle. »

Nous resterons amies malgré ce faux départ. Et quelques années plus tard, quand mes seins auront été reconstruits une seconde fois – malgré la promesse que je m'étais faite de ne jamais repasser sur le billard –, nous serons suffisamment proches pour que j'accepte de lui montrer mes seins. Je serai touchée qu'elle les trouve « magnifiques ». Pourtant, je ne les aimerai pas davantage à ce moment-là, et pas plus aujourd'hui. Un psy me confirmera cependant qu'il ne s'agit pas de dysmorphophobie, même légère, c'est-à-dire d'une fixation pathologique sur un défaut physique imaginaire, mais d'une réaction saine qui consiste à se réapproprier son corps et son image lentement. Comme on doit faire le deuil d'un ami cher, sans forcer les choses.

Mais à l'été 2009, je ne suis pas encore capable de raisonner ainsi, surtout quand je m'imagine dans les bras d'un quasi-inconnu. Ma mère ne m'a jamais confié les secrets de sa vie sexuelle avec Laurent après sa reconstruction. Je ne suis pas certaine que ça m'aurait beaucoup aidée. Seule dans mon lit, je me sens aussi oppressée que si on m'avait enfermée dans une boîte à chaussures. Je ne peux pas vivre sans un homme à mes côtés, c'est trop triste. Mais je ne peux pas montrer mes seins à un homme, c'est trop dur. Ma poitrine se contracte. C'est là le siège de mes terreurs nocturnes. Cette maudite poitrine ! Si je ne pense pas à un truc agréable, je vais encore passer une nuit blanche.

Je m'imagine en héroïne de *Dirty Dancing*, pour moi la danse et l'érotisme ne font qu'un. J'ai des rêveries fleur bleue, et alors? Avant qu'un beau type m'embarque, j'avale deux mojitos coup sur coup. Pas question de le prévenir, c'est un défi avec moi-même. Mais s'il s'aperçoit qu'il a choisi de la mauvaise came? Si je lis la déception dans ses yeux?

Le type est doué. Je reste passive, mais je me détends. Ses mains glissent dans mon dos vers l'agrafe du soutien-gorge. Je m'empresse de lui chuchoter à l'oreille : « Je préfère le garder. » L'homme sourit, me fait l'amour avec conviction, sans paraître gêné par ma demi-nudité. Dans l'action, la mini-combinaison glisse, le soutien-gorge aussi. Il met la main sur mon sein. Je sais qu'il a vu. Qu'il a senti. J'en suis sûre. Il ne dit toujours rien. En fait, il s'en fout complètement. Il est content d'avoir cette fille dans son lit. D'une certaine manière, je me fous aussi de ce qu'il pense. Le problème, c'est ce qu'il y a dans ma tête, pas dans la sienne.

La rêverie érotique tourne à la crise d'angoisse : je suis incapable de m'imaginer prenant du plaisir sous les yeux d'un homme. J'anticipe déjà la fin de la scène : une fille sur le carreau, sonnée, sourde et aveugle; une fille qui repart sans avoir eu le sentiment de partager, ni même de vivre ce moment; une fille persuadée que cette épreuve a été la plus dure de sa vie; une fille qui se dit : « C'est raté. Pour cette fois seulement, ou pour toujours? » Quand j'ai fini de m'imaginer ce désastre, j'ai la conviction que je ne pourrais pas coucher avec un homme qui ne connaîtrait pas mon histoire.

Nelson va me délivrer de ces tourments. Il est tatoueur et il a dû entrevoir mes seins dans un contexte professionnel. Du coup, j'ai pu lui confier mon histoire sans marcher sur des œufs. Il ne m'en a pas moins désirée. Je suis récompensée par mon souci d'honnêteté et j'en éprouve un immense réconfort. Ne plus avoir honte d'une opération vitale, c'est une grande victoire. À cette période, quand ma fille passait la semaine chez son père, mon cœur se vidait, je pleurnichais en me répétant les ritournelles de ma mère : « Sans amour, la vie ne vaut pas d'être vécue. » Avec Nelson, je retrouve vite ma bonne nature idéaliste de grande amoureuse prête à tout donner. L'heure de la dépréciation est terminée, j'ai plus à offrir à un homme qu'une paire de seins.

Bien avant de rencontrer Nelson, j'avais décidé d'offrir un tatouage à Mel, ma meilleure amie, pour son anniversaire. Elle ne pensait qu'à ça mais, mise au pied du mur, elle avait reculé. Du coup, ma sœur et moi nous étions fait tatouer chacune une étoile sur le pied. Une grande pour elle, une petite pour moi. C'est après avoir vu *Blanc* au théâtre, mis en scène par Zabou Breitman, que nous avions eu cette idée. Si ça n'avait tenu qu'à nous, nous aurions donné tous les Molières à cette pièce. Nous en étions toquées. L'auteur Emmanuelle Marie y racontait les retrouvailles de deux sœurs dans le salon attenant à la chambre où leur mère vit ses derniers instants. C'est peu dire que nous faisions figure de public captif. À un moment, l'aînée disait : « Toi, t'es la petite. » Et sa sœur lui répondait : « Dis pas petite, et dis pas grande. » Nous étions bouleversées. D'où les étoiles aux tailles inversées.

Désormais, chaque fois que je veux clore un chapitre pénible de mon existence, j'en grave une allégorie sur ma peau, ou un symbole, ou une phrase qui résonne avec une page à tourner. Et je me sens forte. C'est ainsi que s'entremêleront sur ma nuque le mot « mama », la date de naissance de mon père et celle de ma mastectomie, ainsi qu'une croix. Comme chacun sait, les tatouages nécessitent parfois des repentirs, au sens où les peintres l'entendent. Quand mon mari et moi nous séparerons, je ferai fondre le papillon qui évoquait notre mariage dans un bouquet japonais qui s'achèvera par le mot « *Volver* », comme une signature. Comme le titre du film d'Almodóvar, que j'ai vu dix fois. Dans ce film, des femmes se retrouvent dans leur village natal à l'occasion de la mort d'une vieille tante. Mères, filles et amies, toutes générations confondues, sont soudées autour de secrets de famille. Encore une évidence. Pour mes trente ans, je fais inscrire à l'intérieur de mon bras : « Ne laisse pas tes blessures faire de toi ce que tu n'es pas. » Mon dernier tatouage est le symbole de la révolution des œillets : des *andorinhas* ou hirondelles de mai, qui se déplacent toujours en famille. Le couple et leurs trois ou quatre petits. Même si le sens de ce tatouage n'échappe pas à Lana, elle me réclame le sien sur ma peau, spécialement conçu pour elle : « Un gros truc qui prendra de la place », a-t-elle décidé. Ça tombe bien. Je pense à me faire tatouer le dos entièrement. Si ma fille a l'esprit large, je sais que mes parents n'auraient jamais supporté la vision de ma peau tatouée. Moi-même j'éprouvais des sentiments ambivalents pour l'ancre marine dessinée sur le bras de mon père. Je la trouvais passée, vieillotte, et vilaine pour tout dire, mais j'adorais le côté crapule qu'elle lui donnait.

De toute façon, mes parents ne sont plus là pour m'interdire quoi que ce soit – et je ne m'en remets pas. Mais, s'ils étaient vivants, peut-être parviendrais-je à leur expliquer que les tatouages me font me sentir moins nue. Ils habillent mon corps tout en racontant mon histoire. Tout ce dont j'ai besoin.

20

Vous devez revenir d'urgence

« Tu es un petit homme mais un grand monsieur », voilà ce que je dis à Nelson quand je veux le remercier de toute sa gentillesse envers moi. Car finalement c'est ce petit brun plein de charme qui m'a reconnectée à la vie. Il m'a appris à canaliser mes emportements et aujourd'hui, quand il me voit réussir professionnellement, il affirme qu'il a saisi au premier coup d'œil mes capacités : il a mesuré mon envergure bien avant moi. Il fallait briser ce tabou après ma mastectomie, en parler le plus possible. Cet homme-là a trouvé le sens de ma vie avant même que j'en sois consciente.

Pour m'extraire du passé, je veux me nourrir de nouvelles connaissances, trouver une nouvelle vocation. Faire table rase du passé, certes, mais en tenant compte de mon parcours, de mon opération des seins, de mes compétences, comme dirait Pôle Emploi que je n'ai pas le temps de fréquenter trop longuement. En effet, après mon départ à l'amiable de l'ARC, la fondation me finance généreusement une formation. Pourvu qu'on ne me demande pas de vendre des petits pois, pourvu que je ne travaille plus pour une association dédiée à la recherche sur le cancer, je ne me lasse pas de la communication. J'ai découvert l'existence d'une école de conseil en image. L'image, c'est une chose qui m'obsède, mais qui régit le monde aussi, qui atténue les inégalités, les différences entre les individus. L'image, c'est toute la question pour moi. Je n'aurais jamais imaginé que ça pouvait devenir un job. Le relooking mêle la mode, l'humain, le changement. Mais aussi la communication visuelle qui recoupe des acquis de mon BTS. Je veux privilégier l'idée d'un boulot qui fasse sens pour moi, mais je concède que j'ai besoin de quelque chose de léger, de cool, de fun.

Fin 2010, je vis seule avec ma fille, mais Nelson m'encourage dans cette voie dont j'ignore encore si c'est la bonne. Ma rentrée des classes doit avoir lieu en janvier de l'année suivante et je m'y prépare en songeant que ces études seront, quoi qu'il en sorte, un bon moyen de savoir quelle image de moi-même je donne aux autres, ce que mon style révèle de mes qualités – mais aussi de mes failles et de mes fragilités. J'en saurai plus sur moi. C'est la suite logique de ma quête identitaire.

Dès les premiers cours, j'accroche à cet enseignement, enthousiasmée, entre autres, par le langage des couleurs, des matières, des formes. La psychomorphologie, la nutrition, tout se tient. Je travaille sur moi comme sur un cobaye, convaincue que je n'aurai pas de meilleure preuve de l'efficacité de cette méthode. Si le développement personnel et le coaching m'aident à retrouver mes bases, c'est que la transmission est au cœur de cette démarche. Je me sens vivante.

À l'école, mes condisciples comme mes professeurs ignorent tout de ma vie. Je n'ai dit mot de mon intervention. Ça ne regarde personne, et personne ne se doute de rien. Je donne le change. Non sans m'infliger une discipline de fer, car la question de la réappropriation de mon corps reste centrale dans mon évolution. Certains exercices, certains exposés personnels me demandent de prendre sur moi. Je finis par m'amuser de la situation et dis à Audrey : « Tu vois, je suis maligne. Personne ne s'est aperçu de rien. » Cette ligne de conduite – renoncer à la moindre confidence, à la moindre interférence extérieure – me permet de trouver une concentration et une énergie redoublées. À la fin des six mois de cours, deux élèves de l'école veulent en apprendre davantage sur moi. Cette fois, je n'ai plus rien à cacher. Elles deviennent mes amies.

Peu de temps avant de passer les examens qui me donneront mon diplôme, j'éprouve une fatigue accablante. Mais je veux ouvrir ma propre agence de conseil en image à tout prix et ce n'est pas le moment de faiblir. Convaincue que je peux booster, dynamiser, entraîner d'autres femmes dans mon sillage, j'ai hâte de leur transmettre les secrets du charisme, ce petit quelque chose en plus qui vous ouvre toutes les portes. Indéniablement on le porte en soi, ou non, mais il existe des méthodes pour le révéler. Nico, mon meilleur ami, me présente Guiss, qui caresse le projet de devenir « expert en séduction ». Nous dessinons les grandes lignes d'une affaire que nous voudrions monter ensemble : un site de conseil en image qui s'appellerait *Lastchance*, destiné à aider les célibataires à retrouver leur pouvoir de séduction. Tout est en route. C'est le moment que la maladie choisit pour me tomber dessus, et éprouver ma volonté sans doute. Mon diplôme, mon agence, rien ne se fera cette année-là.

En plus de la fatigue, je ressens maintenant une perte de concentration, des fourmillements dans tous les membres et de telles douleurs dans les jambes que je suis incapable de tenir mes équilibres à la danse. Le 13 juin, je m'effondre dans le couloir de mon appartement après m'être levée avec les plus grandes difficultés. J'ignore comment je parviens à descendre jusqu'à ma voiture et à la conduire sans accident. Aux urgences du Kremlin-Bicêtre, on est incapable de me fournir une explication. Les analyses sanguines sont très mauvaises. La vitesse de sédimentation est anormalement élevée. On redoute d'abord un syndrome de Guillain-Barré, une maladie qui attaque les terminaisons nerveuses. Puis une sclérose en plaques. Je suis hospitalisée durant quinze jours dans le service neurologique du même nom : Guillain-Barré ! Je quitte les lieux sans avoir la moindre idée de la nature de mon problème. Je pars au Portugal, puis en Grèce afin de me reposer. C'est là que je reçois un appel de l'hôpital qui me demande de revenir en urgence. J'ai la maladie de Lyme, une pathologie bactérienne qu'on appelle aussi « maladie des tiques » car elle est transmise dans 50 % des cas par la morsure de ces vilaines bêtes. Cette maladie dormante peut évoluer sur plusieurs années. Si elle n'est pas rapidement diagnostiquée, elle affecte la plupart des organes et entraîne des handicaps physiques et mentaux. Voilà ce qu'on m'annonce à mon retour.

J'en déduis que j'ai dû me faire piquer par une tique pendant un footing en forêt, lors d'un voyage en Martinique. Pendant un an et demi, les phases normales alternent avec asthénie et perte d'élan. *Lastchance* est remisé aux oubliettes.

21

Je suis une mère

En 2011, au beau milieu de la maladie de Lyme, j'apprends en écoutant le journal de 20 heures que Jean-Claude Mas, patron de la société Poly Implant Prothèse – plus connue sous le nom de PIP –, est présenté devant la justice, soupçonné d'avoir vendu dans le monde entier des implants défectueux. Nombre de ces prothèses se fissureraient, mettant à mal toutes les statistiques rassurantes sur des accidents de ce genre. Pire, le gel de silicone qui se répandrait alors dans le corps des femmes ne serait pas homologué et pourrait être toxique. Avant la fin du procès, les autorités sanitaires françaises recommandent aux 30 000 femmes porteuses de ces prothèses de se les faire retirer. Avec ma guigne coutumière, je ne doute pas une seconde d'en faire partie. Grâce au numéro des prothèses, il est simple de connaître l'adresse des malchanceuses. Je reçois rapidement un courrier dans ce sens : mes prothèses mammaires sont bien des PIP.

Maladie de Lyme oblige, Fitoussi ne peut prendre le risque de m'opérer dans l'immédiat. Il m'assure qu'il profitera de cette future intervention pour améliorer le résultat visuel de ma reconstruction. « En attendant, me dit-il, vous devez vous requinquer, avoir de bons résultats d'analyses sanguines. » Moi qui m'étais juré de ne plus avoir affaire au bistouri, j'ai bien conscience que désormais c'est de la folie douce. Je maudis Jean-Claude Mas qui plonge tant de femmes dans un désarroi dont il ne connaîtra jamais rien : le sentiment de savoir sa santé suspendue à un produit censé vous protéger.

Seule consolation, il me fallait de toute façon repasser sur le billard. Deux ans me séparent de ma première opération, et la coque est rétractée, les tissus sont durs comme de la pierre, tirent dans tous les sens, avec une douleur sourde mais constante. Le port systématique de soutiens-gorge à baleines a aussi créé crevasses et saignements.

Mon opération est programmée en janvier 2012, à la clinique Saint-Jean-de-Dieu, à Paris. Je donne rendez-vous à Guiss, qui m'attend toujours pour lancer notre projet *Lastchance*. Il devra patienter pour aider les célibataires à trouver l'âme sœur… S'il sait que je suis porteuse d'une mutation génétique, il ignore tout de ma double mastectomie. Je fais un grand pas dans la confiance en expliquant à ce fidèle parmi les fidèles que nous ne pourrons nous voir pendant une quinzaine de jours. Je lui décris ma situation sans rien omettre. « Pas d'apitoiement, lui dis-je, pas de visite à la clinique, je te fais signe dès que je vais mieux.

— On ne peut imaginer plus belle ambassadrice pour les femmes dans ton cas », me dit-il.

Évidemment, Angelina Jolie n'a pas encore fait son coming out ! Mais son compliment me fait chaud au cœur.

Même topo avec mon ami John. « Tu es une *warrior* », me répond-il, stupéfait. Ce qui me regonfle à bloc.

Dans cette période, un détail suffit pourtant à attaquer mes nerfs. En découvrant que je dois partager ma chambre à la clinique, je craque. J'insulte les infirmières, à ma grande honte rétrospective. Nelson intervient pour me calmer, épaulé par Anna, une amie de l'ARC. Mais que savent-ils de la détermination et du courage physique nécessaires pour affronter une deuxième intervention si lourde ? C'est une affaire entre moi et moi.

Une fois seule, je regarde ma petite valise d'un œil mauvais, et plutôt que de la déballer, je l'empoigne et sors dans le couloir pour filer à l'anglaise. Une infirmière m'arrête net et me promet une chambre individuelle. Mais la coupe est pleine. Impossible de me maîtriser. Je me donne en spectacle en hurlant et en me débattant. J'appelle ma mère et ma fille en pleurant. Au moment où je prononce le nom de Lana, toute ma fureur retombe. Je me souviens que je l'ai préparée en douceur à mon absence pour lui revenir en pleine santé. *Je suis une mère*, me dis-je, et ces mots me ramènent à la raison. Pour autant, les infirmières se méfient de mon humeur en dents de scie. J'avale des calmants de mauvaise grâce. Je suis assommée par les médicaments et Anna, qui mérite aussi un surnom affectueux et que j'appelle la fée Clochette, est rassurée quand elle me voit boucler mes cheveux au Babyliss pour être présentable en salle de réveil. Décidément, je ne me referai pas.

Le lendemain, Fitoussi a placé des prothèses toutes neuves. Il a fait deux points aux côtes pour les fixer. Ces implants sains sont en forme de poire pour cacher les creux du décolleté, et les bonnets un peu plus remplis pour éviter que la peau ne soit fripée. Aucune complication après l'opération. De retour chez moi, au côté de ma fille, je remonte la pente.

Un matin, alors que j'enlève mon soutien-gorge de contention pour me doucher, je découvre ma poitrine si gonflée que je ne vois plus mes pieds. Depuis une semaine, je ne jetais pas un œil dans le miroir quand je me déshabillais, préférant attendre que les hématomes soient résorbés pour juger du résultat de l'opération. Mon regard se tourne malgré moi vers la glace, où je découvre une paire de seins de pornostar. Soit Fitoussi est un véritable humoriste, soit il se passe quelque chose d'anormal. À la vue de ma poitrine énorme, ce dernier ouvre des yeux ronds. L'auscultation révèle que je produis de la lymphe en surabondance à cause d'une importante réaction immunitaire. Après la ponction d'un litre de lymphe par sein, je retrouve un buste à dimension humaine. J'ai tant de respect pour Fitoussi que je me retiens de geindre devant lui, en règle générale. Mais pas cette fois.

« Ça va s'arrêter quand, ces ennuis ? Je n'en peux plus.

— Lætitia, vous devez absolument rester couchée, sinon ça recommencera toutes les semaines. Aucun effort, aucun mouvement brusque, aucun poids au bout des bras. Vous m'avez bien compris ? »

Je comprends une chose, c'est que le cadeau d'anniversaire que s'apprête à m'offrir Nonna pour mes trente ans est très compromis.

Nathalie a soixante ans. Je l'appelle Nonna comme on le fait des grands-mères en Italie. Je l'ai rencontrée alors que je venais d'être recrutée comme chargée de communication dans une boîte d'experts en assurance, un emploi destiné à faire la soudure, pendant six mois, entre l'ARC et ma formation de conseil en image. Quand je rentre dans le bureau que je devrai partager avec elle, quand je découvre ses yeux bleus perçants et sa chevelure blond platine, sa beauté spectaculaire d'actrice américaine, son sourire irrésistible, ses tenues excentriques, j'ai le sentiment de l'avoir toujours connue. À moins qu'elle ne me rappelle une belle brune, à l'opposé physiquement, mais tout aussi vive, ouverte et coquette.

Mes employeurs n'auront pas recruté une perle en ce premier jour. Je raconte ma vie à Nathalie, et aucune expertise urgente ne pourrait me rappeler à l'ordre. Je sens que ma nouvelle collègue est bouleversée par mon histoire. Rien d'étonnant : j'apprends à mon tour qu'elle a eu un cancer du sein à l'âge de quinze ans. Est-ce d'avoir frôlé la mort si jeune qui lui vaut d'être d'une telle bonté ? Nonna me prend aussitôt sous son aile. Elle n'a jamais pu avoir d'enfants et en a toujours conçu une immense tristesse. Le destin a bien fait les choses cette fois. Au fil du temps, je recrée une relation fusionnelle avec cette femme qui a l'âge d'être ma mère. Quand je quitte les assurances, nous sommes devenues inséparables. À l'évidence, je n'ai trouvé ce job que pour la rencontrer. Nous nous appelons ou nous envoyons des mails chaque jour. J'ai besoin de ses avis rassurants, pertinents, exprimés avec une grande élégance. Lana, Nonna et moi formons bien vite une cellule familiale recomposée. Et si je peux me reposer sur cette grand-mère d'adoption en toute sérénité, je bénéficie de surcroît de sa discrétion car elle se tient à ma disposition sans jamais forcer ma porte. En revanche, s'il s'agit d'aider une amie, rien ne l'arrête. Nonna m'éveille aussi à la culture, et s'amuse parfois de mes lacunes sans jamais être blessante. De toute façon, l'essentiel pour elle, c'est la joie de vivre et le plaisir de la communiquer. Elle y parvient si bien qu'un jour, dans un train, nous avons un tel fou rire que nous entraînons tout le wagon avec nous. C'est l'effet Nonna ! Mais au-delà de sa bonne nature, ce qui m'est le plus précieux, c'est de savoir qu'elle pense à moi chaque soir en se couchant et chaque matin en se levant. C'est peut-être ce qui manque le plus aux orphelins.

Pour mes trente ans, Nonna a décidé de m'offrir un voyage à Las Vegas afin que j'y assiste à un concert de Céline Dion. Ma sœur et Angel doivent être de la partie. Cadeau de Nonna pour toutes les filles !

22

C'est nickel

Comment décevoir Nonna ? Malgré les mises en garde de Fitoussi, je prends la décision de m'envoler vers Las Vegas. Même l'annulation de dernière minute du concert de Céline Dion ne me fait pas reculer. Je prends la responsabilité de voyager en avion malgré les risques médicaux. En revanche, j'ai prévenu ma sœur et Angel qu'elles devraient se coltiner mes valises. Le lendemain, apprêtée dans la chambre d'hôtel pour une soirée de filles échevelée, je constate que mon décolleté est très joli. Audrey et Angel approuvent le choix de ma robe plongeante. Je ne me suis pas sentie aussi en forme depuis des années. Tables de jeu, boîtes de nuit, sorties équestres en mode sauvage, je ne me refuse rien. Et rien ne peut m'arriver. Je suis sous la protection de sainte Nonna. En effet, malgré le décalage horaire, elle suit notre voyage en temps réel. La veille de notre vol en hélico au-dessus du Grand Canyon, la météo prévoit de la neige. Elle m'envoie un SMS en me recommandant de ne pas y partir en tongs !

À mon retour, rendez-vous est pris avec Fitoussi. Je crains une nouvelle ponction de lymphe après ces excès, je redoute une engueulade bien sentie de mon médecin, et déteste l'idée de lui mentir. « C'est nickel, me dit-il, un grand sourire aux lèvres. Vous vous êtes bien reposée cette semaine. Bravo ! »

La chance sourit aux audacieux.

Forte de l'expérience américaine, je persiste dans ma vie tambour battant. Durant les mois qui suivent, je suis une forcenée des tapis de course, des séances de Power Plate, sans compter que j'ai le premier rôle dans le prochain spectacle d'Audrey. Quelques jours auparavant, j'essaie ma tenue de scène. Bizarre, mes seins me semblaient plus harmonieux à Vegas. Fitoussi me confirme quelques jours plus tard que la prothèse a tourné. La pointe de la poire a fait un quart de tour, pour se loger au milieu du plexus. Faute de baby-sitter, j'ai dû infliger cette sortie à Lana. Fitoussi ne tient pas à ce que ma gamine reste trop longtemps seule dans la salle d'attente, mais il doit me manipuler car une partie des chairs s'est déjà figée autour de la prothèse. S'il ne parvient pas à sortir la languette du sillon, il devra réopérer. *Même pas en rêve !*

En me massant vigoureusement, il essaie de reloger la prothèse à sa place. En vain. Je n'ai d'autre choix que de rentrer chez moi, Lana pendue au bout de mon bras. Pas question qu'elle assiste aux grandes manœuvres, je la dépose chez ma sœur.

Il me faudrait un homme à poigne pour tout remettre d'aplomb. Mais je sais que l'homme à poigne, c'est moi ! Je m'enferme dans les toilettes, sans doute parce que c'est la seule pièce qui ferme à clé. Accroupie au sol, je tourne la coque dans le sens inverse des aiguilles d'une montre. D'abord doucement. Je me pince gentiment en laissant échapper de faibles plaintes, puis de manière plus insistante. Au bout de deux heures, mon visage est écarlate et brûlant à cause de l'effort, et mes seins à cause de la manipulation. Je pleure de dépit. Je m'acharne. Je sens que ça s'enclenche. Et enfin ça fonctionne, la coque reprend sa position initiale. Quand Nelson rentre du boulot, je lui montre mes seins. « Impec », dit-il.

Pendant quinze jours, je ne peux plus dormir en chien de fusil. Couchée sur le dos, j'imagine que je flotte au milieu de l'océan sur un matelas pneumatique. Je redoute que mes seins ne débloquent pendant le spectacle d'Audrey. Je ne m'en laisse pas moins filmer en body moulant le jour venu. Aucune déconvenue au visionnage.

Idem pour Fitoussi. Il a accompli un travail d'orfèvre et se sent enfin en paix avec les seins de Lætitia Mendes. Je suis réconfortée. Hormis une IRM mammaire tous les deux ans pour vérifier qu'il n'y a pas de tumeur sur les 5 % de chair restante ou sur le mamelon, je suis libre.

À l'époque, je n'ai pas participé au grand élan de solidarité entre les femmes qui ont poursuivi Jean-Claude Mas et ses collaborateurs les plus proches pour leurs prothèses pourries. Je m'en sentais incapable. Comment ajouter la procédure judiciaire à un suivi médical strict et à une reconstruction personnelle à grande échelle ? Deux ans plus tard, je me dis que je pourrais le faire, que ce type mérite d'en prendre plein la gueule car les procédures n'ont pas été respectées. Quand Jean-Claude Mas équipait les hôpitaux Curie, Tenon, Pompidou ou Roussy, il savait que ses prothèses étaient destinées à des femmes atteintes d'un cancer du sein. N'avait-il aucune morale ? Et même une femme n'ayant recours qu'à la chirurgie plastique mérite-t-elle que sa santé soit sacrifiée à la malhonnêteté d'un entrepreneur qui faisait un million d'euros de chiffre d'affaires annuel avant de tomber entre les mains de la justice ?

23

Trop petite

À douze ans, j'ai vu ma mère revenir d'une soirée au Lido les yeux brillants, enchantée par les plumes, le décorum, l'énergie du spectacle, la plastique des danseuses. Comme toujours, elle nous rapportait le programme. Elle savait raconter ses sorties avec force détails, de manière vivante et évocatrice. Intriguée, j'avais ouvert le livret et lancé que c'était exactement ce que je voulais faire plus tard. « C'est génial, ces filles qui dansent *topless* ! »

Verdict de ma mère : « Trop petite. » Je retombai aussitôt sur terre et me dis que j'étais une petite boule d'énergie parfaite pour les bals portugais mais pas pour la scène parisienne. Je n'en ressentis aucune amertume, aucun complexe. J'étais à l'aise dans mon corps et ma taille n'y changeait rien. Audrey ferait partie de la revue *C'est formidable* au début de sa carrière, pas moi. L'éternelle histoire entre ma sœur et moi !

À l'adolescence, je fis une brève fixation sur la forme de mon visage. Une coquetterie de sale gosse, tout au plus. L'anorexie traduisit sans doute un malaise plus profond, mais j'en sortis sans gros dommages. Avec la double mastectomie, le cours des choses allait changer. Assumer mon buste devenait coton, et apprendre à vivre avec ces seins reconstruits, après avoir tenté de les cacher pendant des années, fut très instructif.

Pour autant, je n'ai pas changé de style ni d'apparence. Depuis l'adolescence, je suis plus bimbo que sophistiquée. Ma tenue préférée reste un jean et des escarpins. Je préfère qu'on me trouve créative plutôt que distinguée.

Quand je fonde mon agence de conseil en image, CHARISM, en janvier 2012, il s'agit précisément de prendre en charge et de conseiller les femmes ou les hommes mal dans leur peau, complexés ou diminués. Des femmes qui ont subi la même intervention que moi, qui souffrent de problèmes de poids, de manque de confiance en elles après des échecs successifs, qui veulent développer leurs atouts après une promotion professionnelle, ou tout simplement changer de *dress code*. Je n'ai pas peur de mon avenir financier, je suis sûre que ça va marcher, c'est en tout cas ce que je me répète du matin au soir. L'enthousiasme pour ce projet ne suffit pas à justifier une telle assurance : en découvrant que j'étais porteuse du gène BRCA2, j'ai perdu le sentiment que la vie m'offrait une multitude de perspectives, elle était désormais toute tracée. Au plus bas, je n'ai pas eu le choix, j'ai dû remonter la pente. Du coup, je ne me cherche plus, je fonce. Je parviens désormais à faire le tri entre ce qui a un lien avec le plaisir ou la souffrance, à me recentrer sur ce qui me fait vibrer. Et aider les autres à kiffer leur vie, c'est une chose qu'on peut enseigner, j'en suis certaine.

Pour lancer mon site Internet, j'engage une équipe de tournage et une amie avocate se prête au jeu. Coiffure, tenues, maquillage, maintien, tout y passe. Aujourd'hui encore, j'y pense comme à mon plus beau relooking. L'idée ne consiste pas à rajeunir à tout prix l'allure d'une femme ni à lui donner l'impression qu'elle sort d'un magazine de mode, mais à accentuer ses points forts et à gommer ses faiblesses. Très vite, je vois se matérialiser tout ce que j'ai appris durant ma formation, mais il y a aussi une part d'instinct, de spontanéité, de feeling dans ce métier. Apprendre le naturel à une femme implique de l'être soi-même.

Dès mes premiers contrats, je sens combien je suis portée par l'idée d'accompagner des femmes de tous âges et de toutes conditions sociales, et j'ouvre aussi ma petite entreprise à des causes qui me sont chères en animant bénévolement des ateliers pour des personnes à mobilité réduite, les malades de l'Institut Curie, les jeunes qui apprennent la restauration au CFA MÉDÉRIC, ou encore les femmes de Ma vie est belle-Trisomie 21. Mon intervention va de la colorimétrie au conseil en coiffure et maquillage, tenue vestimentaire en fonction de la morphologie, allure, gestuelle, maintien, etc. Mais les femmes et les hommes de la rue, ceux qui ne souffrent pas de problèmes véritablement handicapants, me touchent tout autant. Ils se confient volontiers durant nos séances et je ne me lasse pas d'écouter leur histoire.

Quand les femmes me disent que je suis faite pour ce métier du point de vue humain, qu'elles ressentent le bienfait d'une séance, je me sens utile, me dis que leur faire du bien m'en fait aussi. De telles expériences sont si gratifiantes, si enrichissantes que j'en suis devenue accro. Ma mère a toujours dit qu'elle ne nous pardonnerait pas d'être des filles sans passion. Elle a réussi son coup. Et puis on a moins peur de la mort quand on a le sentiment de faire des choses essentielles pour les autres. Et remotiver des femmes, leur redonner un élan physiquement, c'est aussi les soutenir moralement. Depuis que j'ai vécu avec l'idée que le temps m'était compté, je suis hyperactive, sans oublier que c'est un boulot où l'on ne peut jamais paraître mélancolique ou déprimée. Une sacrée colonne vertébrale !

Parfois, j'ai six ou huit femmes dans un atelier. Je crée alors une atmosphère festive, et les liens qui se tissent en quelques heures, même si je ne cultive pas l'amitié ou la familiarité avec mes clientes, doivent être authentiques. Quand une personne présente de vrais blocages psychologiques, et si elle le demande, il m'arrive de la mettre en relation avec un thérapeute. Pour ma part, je ne leur parle jamais de leur passé, je ne conditionne pas leur futur. Je n'ai rien d'un gourou. J'essaie d'apporter ma pierre dans l'instant présent. Mais je n'avais pas anticipé la dimension sociale de ce job.

Parfois je repense à mes débuts dans une société d'électronique. À l'époque, je n'aurais jamais envisagé de sortir des clous de la communication traditionnelle. J'étais une oie blanche qui n'avait jamais bu un verre d'alcool, mais à force d'organiser des pots de départ et des cocktails, j'avais dû consentir à avaler une ou deux coupes de champagne. À la troisième, j'étais pompette et quand ma tutrice m'entendait parler d'elle en disant ma « tzutrice », elle savait qu'il était temps de me retirer mon verre des mains et de m'arracher aux griffes de nos clients concupiscents. Sans mon petit gène, je serais peut-être devenue une femme aussi bien que ma tutrice. Je l'espère. Jamais cependant je n'aurais eu l'audace de créer une entreprise, encore moins imaginé pouvoir m'oublier et me dépasser au service des autres.

24

Angelina l'a fait

Je n'ai pas la mémoire des dates. Mais le 14 mai 2013 est celle qui me libérera de mon secret inavouable et je ne veux pas l'oublier. Ce matin-là, je suis très en retard pour un rendez-vous à l'Institut Curie où, une fois par mois, je fais des ateliers bénévoles à l'Espace de rencontres et d'information. À toute vitesse, j'enfourne dans mes petites valises produits de beauté, maquillage, accessoires destinés à redonner des couleurs et le moral à des femmes atteintes du cancer. Sur mon téléphone, je vois s'afficher le numéro de ma sœur qui ne m'appelle jamais, hormis en cas de nécessité absolue. Elle me dit à peine bonjour.

« T'as écouté la radio ?

— Pas le temps, suis à la bourre.

— Angelina, elle l'a fait, elle l'a dit ! lance-t-elle d'une voix précipitée.

— Quelle Angelina ? Et elle a fait quoi ?

— Angelina Jolie s'est fait enlever les seins et elle témoigne. Une double mastectomie préventive, comme toi. » Elle sanglote comme une gosse. « Maintenant tu vas pouvoir parler toi aussi. »

Aussitôt, je suis submergée par une immense gratitude pour cette femme et je dis à Audrey que si une telle star a pris la peine de témoigner, je n'ai pas grand-chose à ajouter.

Audrey insiste.

« Ça n'a rien à voir. Nous sommes en France. Les femmes ont besoin de savoir comment faire ici. Et justement tu n'es pas une star, même si tu es la mienne, même si tu es la femme la plus courageuse à mes yeux. Tu dois parler pour toutes les inconnues qui s'imagineront que ce genre de traitement est réservé aux gens à part.

— C'est fou cette histoire, non ?

— Écoute, appelle Séverine qui travaille au JT de TF1. Elle dispatche les infos, elle te donnera son avis. »

Séverine est une de nos amies d'enfance. Je ne lui ai jamais parlé de mon opération et j'ignore si mes copines ont pu y faire allusion devant elle. Je dis oui plusieurs fois, sans réfléchir.

« Faut voir s'ils traitent le sujet. »

J'ai du mal à résister à la ferveur d'Audrey. Veut-elle une preuve que je m'assume vraiment désormais ?

Je pose mes valises le temps de lire la déclaration d'Angelina sur le Net : « Je voulais dire aux autres femmes que la décision de subir une mastectomie n'est pas facile. Mais je suis très heureuse de l'avoir fait. Mes risques de développer un cancer du sein ont chuté de 90 % à moins de 5 %. Je peux dire à mes enfants qu'ils n'ont plus besoin de redouter de perdre leur mère à cause d'un cancer du sein. »

Il est difficile de faire comprendre, sans passer pour une groupie un peu futile, à quel point lire un tel aveu sous la plume d'une femme célèbre et d'une grande beauté me bouleverse. C'est d'abord une émotion physique. Comme si vous vous débarrassiez enfin d'un petit caillou coupant logé dans votre chaussure depuis des années. L'impression de solitude qu'on éprouve dans tous les moments durs de la vie s'évanouit et soudain vous parvenez à visualiser cette épreuve, à la relativiser. La charge s'allège dès qu'elle est partagée. Ce n'est pas beaucoup plus sorcier qu'un groupe de parole, sauf que la médiatisation de la déclaration d'Angelina Jolie vous donne pour la première fois le sentiment de réintégrer la communauté humaine, de revenir au bercail. Vous n'êtes plus une extraterrestre dont les mots seraient inaudibles, parfois suspects, et les décisions étranges.

« La vie comporte de nombreux défis, conclut-elle. Ceux qui ne doivent pas nous faire peur sont ceux que nous pouvons contrôler. »

Elle évoque sa mère décédée d'un cancer, son mari, ses enfants. Et surtout elle milite en faveur d'un dépistage plus large et moins coûteux qu'aux États-Unis.

J'ai fait suffisamment attendre les femmes de Curie, c'est ma mission aujourd'hui, et elle est à ma mesure. De ma voiture, je laisse un message à Séverine, persuadée qu'elle ne donnera pas suite. Elle me rappelle aussitôt. Une équipe de tournage est en route pour Curie afin d'interviewer un médecin, mais elle cherche un témoignage de patiente. L'équipe pourrait me retrouver sur place puisque je m'y rends. Cette fois, je dis oui sans plus douter de mon choix. Fatima Medouni, la journaliste de TF1, ne fait que confirmer que j'ai eu raison. Elle m'appelle pour régler l'entretien et me prévenir que mon intervention sera brève. Sa voix chaleureuse et ses questions pleines de pudeur me mettent en confiance.

Fatima se révèle être une petite brune ravissante. Elle me rappelle ma mère, et avant de prendre la parole je m'en remets à la protection de cette dernière, sachant qu'elle aurait témoigné elle aussi, et sans hésiter. Fatima gardera une seule phrase de notre entretien : « On ne m'a rien enlevé, c'est une valeur ajoutée, une chance d'avoir pu être opérée avant de tomber malade. » Je persiste et signe.

25

C'est un long chemin

Après la déclaration d'Angelina Jolie, Christelle a cherché à en savoir davantage sur les femmes porteuses des gènes BRCA1 et BRCA2. D'Abu Dhabi, où elle vit avec son mari militaire et ses quatre enfants, elle a podcasté mon témoignage à l'émission d'information *66 minutes*, puis celui de *Toute une histoire* où je partageais l'antenne avec trois femmes porteuses du gène et ayant choisi des « solutions radicales », selon l'intitulé de Sophie Davant. Christelle m'envoie un mail où elle m'explique que son arrière-grand-mère a eu un cancer du sein, sa grand-mère un cancer des ovaires, et sa mère un cancer du sein qui l'a amenée à faire le dépistage. Sa mère, ses deux sœurs et elle-même sont porteuses du BRCA1. Christelle réfléchit depuis un an à l'éventualité d'une opération préventive, elle s'y sent prête, mais n'a aucun contact pour être orientée et elle désire recueillir des informations de ma bouche avant de consulter. Lors des émissions, elle a été touchée par mon récit et s'est sentie réconfortée par mon ton équilibré et enjoué après une intervention qui lui paraissait terrifiante. Elle a trente-quatre ans et autant de questions à me poser. Nous échangeons par mail pendant quelques semaines, elle m'envoie sa photo afin que notre conversation soit moins anonyme, puis elle m'annonce qu'elle a pris un billet d'avion pour venir me rencontrer à Paris. Cette femme calme et mesurée me plaît, j'accepte aussitôt.

Quand je vais la chercher à son hôtel, nous sommes aussi émues l'une que l'autre. Deux étrangères réunies par un sentiment de familiarité… Nous nous installons dans un café en bordure du jardin du Luxembourg. Ses questions tournent autour de la douleur, avant et après l'opération, et autour de la reconstruction. Autour de la douleur morale aussi. Comment surmonter son stress dans l'attente de l'ablation ? Et elle veut enfin connaître mon état d'esprit aujourd'hui.

« Comment as-tu réussi à sortir de l'ombre, à accepter de témoigner ? me demande-t-elle. Est-ce que c'est parce que l'opération est réussie ?

— Pas seulement. C'est un long chemin. »

Je repense à tous ces mois où j'ai cru perdre la tête. À ce paradoxe pénible qui consiste à n'éprouver aucun soulagement à l'idée d'être sauvée, à la culpabilité, à la honte de soi, au sentiment d'exclusion.

Je lui dis qu'une telle opération a plusieurs enjeux. L'un d'eux est de renforcer son couple. Il faut que son conjoint accepte l'idée qu'elle sera très fragile avant, pendant et après l'opération. L'entraide est indispensable. Son mari est solidaire, elle le sent, de même qu'elle pressent les difficultés. Mais sa vie passe avant tout. Pour elle et pour ses enfants : deux garçons et deux filles.

Tout à coup, elle tourne la tête vers la fenêtre du café. Je vois son fin profil se tendre imperceptiblement, un long silence s'installe, et quand elle tourne de nouveau le visage vers moi, c'est pour me dire :

« En vérité, si j'ai fait tous ces kilomètres, c'est aussi pour savoir si tu accepterais de me montrer ta poitrine. »

Dans l'instant, sa demande me fait un peu peur. Non que je la juge déplacée, mais je crains qu'elle se dise : *Oh, mon Dieu, je ne m'attendais pas à ça !* et qu'elle soit dissuadée d'avancer. Et puis je me reprends aussitôt en considérant qu'elle fera son choix en toute connaissance de cause.

Nous descendons dans les toilettes du café et restons dans le coin lavabo, là où la porte ne peut être verrouillée. Nous redoutons que quelqu'un survienne, alors Christelle se colle à la porte pour la bloquer. Au moment où je remonte ma robe, je me dis fugitivement que nous aurions pu faire ça ailleurs, que je n'ai pas mérité de montrer mon attirail dans des toilettes d'un bistrot. Je fixe les yeux bleus de Christelle en pensant : « Tu vas me dire qu'ils ne sont pas si mal, promis ? Même si moi, je ne parviens pas à l'intégrer ! Tu vas me le dire, sinon je m'écroule et tout ça n'aura servi à rien. Ni le témoignage, ni notre rencontre. Si tu renonces à l'opération, tu désavoues ma décision, tu me mets en danger. Tu te mets en danger ! » Ce sont les cinq minutes les plus intenses de ma vie. Je vois son grand front intelligent se détendre. Elle pousse un soupir et semble apaisée. Elle bat des cils en me remerciant, pour chasser les larmes qui lui montent aux yeux. Elle est contente, et sans le savoir elle me délivre d'une nouvelle terreur.

Je ne la remercie pas ce jour-là. Je le fais ici. Je n'ai jamais revu Christelle mais nous correspondons régulièrement et je compte bien, un jour, accepter son invitation à Abu Dhabi et y rencontrer ses enfants. Après une telle rencontre, le lien ne peut plus jamais être coupé. Son opération aura lieu en province, bien qu'elle ait consulté le docteur Fitoussi sur mes conseils. Car Christelle sera entourée par ses parents. Sa mère sera là pour la rassurer. L'une de ses sœurs est déjà opérée. La seconde a commencé les démarches.

Floriane a vingt-six ans et elle est atteinte d'un cancer du sein, comme sa mère. Comme sa mère, cette toute jeune femme est porteuse du BRCA1. Elle a obtenu mes coordonnées grâce à Karine Laure, de l'Espace de rencontres et d'information de Curie où elle est suivie. L'ablation du sein indemne de Floriane est programmée. Je n'ai aucun rôle dans la décision de cette battante, aussi concernée qu'investie dans cette démarche. Elle a juste besoin d'être rassurée. Elle a lu de nombreux témoignages sur cette opération, et elle cherchait quelqu'un à qui parler.

« Quand j'entends ce que les gens disent sur le cancer de ma mère et le mien, je les trouve complètement à l'ouest. Ils ne comprennent pas que quand c'est écrit, c'est écrit. Je suis surveillée depuis des mois, et je sais que le sacrifice de mon sein indemne n'est pas une lubie. C'est pour ça que je me sens proche de toi. »

Floriane est une fille pleine de pudeur mais déterminée, et elle n'a pas hésité quand BFM TV l'a sollicitée pour témoigner avec moi. Après son opération, je l'ai appelée. Elle avait besoin de solitude, et il n'était pas question que je me montre intrusive par ma sollicitude. Mais elle m'a brièvement donné des nouvelles réconfortantes. D'abord, elle a bénéficié d'un suivi psychologique après l'opération, preuve de l'évolution du monde médical. Ensuite, même si nul ne pourrait l'imaginer en voyant cette ravissante fille au teint de porcelaine, Floriane est chef de travaux, responsable dans un monde presque exclusivement masculin. Pourtant, elle a pu expliquer sereinement le motif de son absence quand elle s'est fait opérer, et ses collègues ont reçu sa décision comme une évidence.

Après mon témoignage dans *Toute une histoire*, la production m'a proposé d'intervenir en tant qu'« experte » : coach en image. Je devrai relooker les invités des plateaux. Lors d'une émission spéciale *Et si on tentait le relooking ensemble?*, Leïla m'a vue de Tel Aviv où elle vit depuis cinq ans, après de longues années à Miami. Elle est styliste et shoppeuse, d'où son intérêt pour l'émission. Mais elle est aussi atteinte d'un cancer du sein depuis l'âge de trente ans, et Sophie Davant a rappelé mes antécédents médicaux en me présentant. Leïla s'est naturellement reconnue en moi. « J'ai eu l'impression que ma maladie me tombait dessus, alors que mon métier consistait à tout contrôler dans le domaine de l'image, de la beauté, de la séduction. Je me suis dit que je payais pour une existence trop superficielle. Je brûlais la vie par les deux bouts. Chez nous, il n'y a pas d'hérédité. Ma tumeur est traitée par de la chimio pour la faire diminuer avant l'ablation de mon sein. »

Leïla est une brune au teint mat ; sur d'anciennes photos on peut voir ses vrais seins, splendides, tout comme sa chevelure, ses yeux sombres soulignés par d'épais sourcils. Toutes choses que la maladie et la chimio lui ont volées et qu'elle doit recréer par de savants artifices – maquillage, tatouage, etc. Elle est restée chez ses parents en France durant sa convalescence. Mais elle n'a d'yeux que pour ses fils qui ont dix mois et huit ans. L'aîné est un fan de Stromae, et quand il écoute « Quand c'est ? », il dit à sa mère avec toute la délicatesse possible : « Maman, j'ai peur que tu partes. Mais tu vas te battre pour nous, pour moi. Et ne t'inquiète pas, je suis fort. »

« C'est un lourd fardeau, me dit Leïla, même si je sais désormais que l'issue de ma maladie ne sera pas fatale. J'éprouve toutefois un sentiment étrange aujourd'hui. Aucune femme ne m'intéresse, hormis celles qui ont vécu la même chose que moi. » Leïla est hantée par la peur de ne pas voir ses fils grandir ou celle de ne pouvoir les élever ; elle a du mal à se projeter dans l'avenir, mais aussi à envisager de faire pratiquer l'opération de son sein, pourtant vitale. C'est sur ce point qu'elle attend de moi motivation, apaisement et réconfort. Je m'en acquitte bien volontiers. Auprès d'elle, je me sens à ma place, utile. Nous nous connaissons à peine, mais nous ne manquons jamais de nous serrer dans les bras quand nous nous voyons. Je lui répète : « Tu verras, on a le sentiment que c'est un endroit dont on ne revient pas, mais on en revient. Regarde-moi. »

Ses nombreux SMS me donnent la chair de poule. Elle me raconte des détails émouvants. Avant d'apprendre sa maladie, elle se flattait d'être *fashion* et ne sortait jamais sans des accessoires *skulled*, c'est-à-dire imprimés de têtes de mort. Cette époque est bien finie. Un jour, elle m'écrit qu'en sentant la boule dans son sein, elle n'y croyait pas.

Grâce à Leïla, Christelle ou Floriane, quand une femme hésitante vient me voir aujourd'hui, je mets toute mon énergie à l'aider à dépasser ce qui lui semble insurmontable. Au final, sa décision lui revient entièrement. Et seule compte sa propre détermination. Mais chacune mérite de pouvoir en parler, le sujet mérite d'être soulevé. Dans combien de familles fait-on le lien entre un malheur à répétition et l'hérédité ? Qui est menacé ? Quand faut-il se méfier ?

Au fil des mois, les femmes dans des situations similaires se manifestent de plus en plus souvent auprès de moi. Elles se démènent pour trouver mon numéro et m'appellent sous couvert d'obtenir des renseignements. Mais à l'évidence, elles ont l'espoir de me rencontrer, d'échanger en toute intimité, d'avouer leurs blocages, de livrer leurs confidences. Faute de lieux d'accueil en terrain neutre, dans les hôpitaux ou ailleurs, faute de groupes de parole, faute de conférences sur le sujet, nous sommes obligées de nous voir chez l'une ou chez l'autre, en éloignant enfants ou conjoint. Ce n'est pas idéal. Qui s'en préoccupe ?

Je suis la même femme percluse de doutes qu'après l'opération, mais maintenant je le revendique. Et en hommage à Angelina, je lui laisse la conclusion : « Il est rassurant, écrit-elle, de constater que mes enfants ne voient rien qui les rende mal à l'aise. Ils distinguent de petites cicatrices, c'est tout. Je reste simplement "maman", la même que celle que j'ai toujours été. Avec Brad, je ne me sens pas moins femme. J'ai fait un choix qui ne diminue en rien ma féminité. »

26

Qui a dit que vous aviez besoin d'en avoir deux ?

Enfant, j'adorais le voyage en voiture vers le Portugal. Deux jours de bonne humeur avec mon père. Sous le soleil du mois d'août, il faisait le clown au volant. L'habitacle chauffé à blanc vibrait au son des musiques latines et du reggae. Mon père ne traînait pas en route, ne prenait pas la peine de s'arrêter pour dormir, soucieux de ne pas gâcher un instant de son mois de congés payés, sachant que mamiche et ses voisines nous attendaient l'œil rivé sur la montre. Quand nous descendions la dernière pente qui menait au village, il klaxonnait vigoureusement et nous déboulions sous les acclamations des habitants : nous avions le sentiment de passer un col du Tour de France. « Ils l'ont fait, ils l'ont fait ! », criaient-ils, toujours émerveillés de nous voir arriver après un si long périple.

Là, nous retrouvions nos grands-parents mais aussi ma tante et marraine Esmeralda. C'était elle qui avait travaillé la première à l'ARC et décroché un poste pour ma mère, sa toute jeune belle-sœur, au début de leur vie d'adulte. Esmeralda s'installerait au Portugal quelques mois avant Rui pour y retrouver l'homme de sa vie.

Depuis la disparition de mon père, je ne passe pas un été sans aller recharger mes batteries là-bas. Audrey m'accompagne le plus souvent. Quand j'arrive à Cheleiros, à quelques kilomètres de Lisbonne dans les terres, je suis excitée comme une gamine, je redeviens la sauvageonne, la fillette du village, plus question de maquillage ni de fanfreluches. Audrey et moi nous préparons à revoir nos cousines, nos copines d'enfance, Joanna et Rita. Baptêmes et mariages se succéderont car nous sommes enfin là pour être de la fête. Les grandes tables seront dressées sur les terrasses à l'ombre de figuiers géants. Les grillades de *peixe fresco* s'éterniseront jusqu'en fin d'après-midi, à l'heure où nous pourrons partir vers les petites stations balnéaires de Cascais et des alentours, désertées par les touristes. C'est là le vert paradis de notre enfance.

Esmeralda ne cherche pas à remplacer nos parents, elle est trop fine pour ça, mais elle veille sur nous et nous offre une affection sans limites. C'est la seule personne qui peut évoquer mes parents ensemble ou séparément pour les avoir toujours connus. Après ma première intervention, c'est chez elle que j'ai vécu mes six semaines de convalescence. Elle me préparait mes plats préférés tout en m'assurant qu'elle aurait fait le même choix médical à ma place. Désormais, il ne se passe pas un jour sans qu'elle pense à Audrey et au moyen de la convaincre en douceur de se faire pratiquer la mastectomie.

Avec le temps et davantage de sagesse, je découvre que j'ai été plus entourée et soutenue que je le croyais au moment où les catastrophes se sont enchaînées. Esmeralda ou mes rencontres avec d'autres femmes porteuses du gène le confirment : l'espèce humaine en danger peut chercher son équilibre dans la solidarité et non dans l'affrontement. La déclaration d'Angelina Jolie fut comme un second souffle. Je découvre aussi, jour après jour, des microcommunautés artistiques, sur le Net ou ailleurs, qui rendent féminité, dignité et légèreté aux femmes atteintes par un cancer du sein.

Le projet Monokini 2.0 est l'un de ceux auxquels va ma préférence. Il me rappelle ma mère, ses angoisses à l'approche des vacances, de la plage et des maillots de bain, ses déconvenues dans les cabines d'essayage. Une femme y a enfin remédié en créant une ligne de maillots de bain pensée pour ses sœurs de galère. Est-ce qu'elles peuvent être sexy avec un sein en moins ? Voilà la question qu'elle pose, aussi simple que provocatrice.

Quand Elina Halttunen a été opérée d'un cancer du sein, elle pratiquait la natation intensivement. Elle a pris le taureau par les cornes en s'associant à des stylistes afin de créer des maillots de bain conçus pour les femmes ayant perdu une partie ou la totalité de leur poitrine et ayant fait le choix de ne pas recourir à la reconstruction.

Pour lancer sa ligne de maillots, l'équipe Monokini 2.0 a organisé une séance photo avec Sirpa, une Finlandaise qui arbore fièrement son buste asymétrique dans un magnifique monokini. Sirpa est belle sur ces clichés et loin d'inspirer la pitié. D'ailleurs les femmes malades ne s'y sont pas trompées. Après la publication des photos de Sirpa, neuf autres Finlandaises ont demandé à poser.

Camilla, Reetta, Marjaana, Milsse, Kristiina, Katja, Solja, Elina, Virve sont des créatures de rêve. Et leurs photos sont réunies sous la question : « Qui a dit que vous aviez besoin d'en avoir deux ? »

La fondation Mimi-Ullens est un centre de soutien et de bien-être dédié aux femmes et aux hommes atteints d'un cancer. Lors d'un entretien, l'une des jeunes patientes avait confié que c'était l'insouciance de naguère qui lui manquait le plus. Alors la fondation a organisé une expérience de relooking pour vingt malades. Des relookings extrêmes avec des perruques surdimensionnées, des maquillages extravagants. Les participants devaient subir ces métamorphoses les yeux fermés. Les découvrir dans un miroir une fois achevées. Et être photographiés par Vincent Dixon à la seconde où ils se voyaient, stupéfaits, bouche bée, ou hilares. Le projet s'intitulait : « Ne serait-ce qu'une seconde », une seconde d'insouciance pour oublier la maladie. Plus émouvant encore, la vidéo où les vingt participants découvrent cette fois les portraits des autres participants à l'occasion d'une exposition. Leur générosité est palpable. Ils sont si pudiques, bien loin des démonstrations artificielles de la téléréalité. Mais il est clair qu'ils admirent la beauté sensuelle et spectaculaire de leurs camarades d'infortune. La solidarité, vous dis-je !

Si je désire créer une fondation consacrée à la recherche sur les cancers héréditaires – cancers du sein, des ovaires, du poumon, bientôt de la prostate, car les

BRCA1 et 2 seront suivis de BRCA3 ou 4 –, ce n'est pas pour ressasser ce qui fait ma singularité, ni la porter en étendard jusqu'à l'usure. C'est parce que je pense au jour où je devrai annoncer cette hérédité à Lana. Je veux consacrer l'essentiel de mon temps à cette cause. Je ne suis pas une missionnaire, mais il y a bien un petit quelque chose qui me mène par le bout du nez, quelque chose qui m'appelle et me porte. Nous sommes nombreux dans ce pays à avoir dépassé nos angoisses de simples mortels par des projets associatifs ou caritatifs ; cette sorte de foi est un bien commun. Pour une mère porteuse d'un gène tel que le BRCA2, la seule préoccupation, ce sont les générations à venir. Je pense à Lana, à Roméo, aux filles de Christelle, aux futurs enfants de Floriane, à toutes ces petites bouilles qu'il faudra accompagner, rassurer protéger. Auxquelles j'aimerais que l'on puisse dire un jour : « Ne flippe pas, la situation est sous contrôle. »

La procréation assistée peut-elle remédier à cette malédiction ? Peut-on débarrasser un embryon de ce gène fatal ? Tout parent porteur du gène rêve d'arrêter de faire des gosses mutants.

On en n'est pas si loin. Dominique Stoppa-Lyonnet, professeur de génétique à l'université Paris-Descartes, explique dans un rapport passionnant les progrès scientifiques accomplis dans le domaine du dépistage prénatal et de la procréation assistée pour les parents porteurs de gènes défaillants. Elle revient aussi sur le cadre législatif entourant ces actes médicaux et sur leurs limites.

Lors de notre entretien, elle me signale, à mon étonnement, que les familles ont commencé à s'interroger sur l'hérédité et le cancer au XVIIIe siècle et que les premiers écrits scientifiques remontent à cette époque.

Cependant, les grandes avancées sur la génétique moléculaire datent de 1986. En près de trente ans, on a recensé une cinquantaine de gènes défaillants. Les recherches se multiplient pour tenter de casser la transmission de ces gènes porteurs de cancers héréditaires, mais la priorité reste de trouver des traitements efficaces dans le cas de ces cancers plus virulents que chez les non-mutants. Grâce aux explications de Dominique Stoppa-Lyonnet, je comprends que si ces cancers comportent moins de risques mortels dans l'avenir et si les protocoles de chimiothérapie sont mieux adaptés aux porteurs de gènes, la probabilité que leurs enfants développent des cancers fatals diminue automatiquement. Mais mon combat personnel, le choix du dépistage et de la double mastectomie préventive n'avaient qu'un but : échapper à la maladie et à ses conséquences désastreuses. Tout plutôt que le cancer, et plus encore pour nos enfants. D'autres femmes partagent ma hantise.

Dans notre cas, ces réponses sont insuffisantes et nos espoirs portent donc sur le diagnostic prénatal ou la procréation assistée. Pour autant, les scientifiques, forts de l'espoir de soigner les cancers, ne veulent pas ouvrir inconsidérément les vannes de ces manipulations génétiques embryonnaires coûteuses et complexes. En ce sens, ils ont établi une grille de porteurs de gènes susceptibles de se voir offrir l'une de ces deux solutions. « Cette classification doit être considérée avec prudence, écrit le professeur Stoppa-Lyonnet. Elle ne peut prendre en compte toutes les spécificités de chaque prédisposition. Elle risque, de plus, d'être réductrice si elle ne prend pas en compte la singularité de chaque situation familiale. Il peut exister une variabilité de la gravité pour une forme héréditaire de cancer donné. »

La classification des sujets susceptibles de se voir proposer un diagnostic prénatal ou une procréation assistée s'ordonne de la manière suivante. Sont prioritaires les porteurs qui ont un risque tumoral très élevé, doublé du risque de contracter un cancer à un âge précoce (enfance, adulte jeune). Et si les localisations tumorales sont « multiples avec des capacités thérapeutiques limitées ». Le deuxième groupe concerne des personnes ayant un « risque tumoral très élevé, à un âge précoce (enfance, adulte jeune), des localisations tumorales restreintes, des capacités de dépistage précoce ou de prévention, mais des séquelles invalidantes ». Le troisième groupe concerne les personnes ayant un risque tumoral élevé, parfois à « un âge tardif (après quarante ans), avec des localisations tumorales généralement restreintes, une bonne capacité de dépistage précoce, des possibilités de chirurgie prophylactique plus ou moins mutilantes ». Les demandes des personnes qui relèvent de ce groupe ne sont pas recevables a priori et sont donc discutées au cas par cas.

Cette hiérarchisation des personnes ayant droit au dépistage prénatal ou à la procréation assistée peut être difficile à admettre aux yeux d'un profane. Mais, pour les médecins, il est indispensable d'établir des degrés d'urgence. Par exemple, une femme qui souhaite une deuxième grossesse après la disparition d'un enfant en bas âge victime d'un cancer héréditaire sera prioritaire.

Le professeur Stoppa-Lyonnet m'explique plus en détail le processus du diagnostic prénatal. Le prélèvement du liquide amniotique est pratiqué entre la treizième et la quatorzième semaine d'aménorrhée. Cet acte invasif s'apparente à une biopsie, avec un risque d'interruption de grossesse. Si l'embryon est porteur, c'est aux parents de décider s'ils souhaitent une interruption de grossesse thérapeutique. En France, cette interruption de grossesse, alors que l'enfant est viable et aura des chances d'être guéri du cancer grâce aux recherches et traitements en cours, n'est pas très encouragée par la faculté. Si le professeur Stoppa-Lyonnet juge malgré tout que les parents porteurs de gènes ont le droit de prendre leur décision en toute connaissance de cause, que tout parent est en droit de savoir ce qu'il transmet de son patrimoine génétique à ses enfants, elle n'est pas favorable à une généralisation de ce procédé, elle prône le cas par cas.

L'autre solution, appelée « préimplantatoire », s'apparente à une procréation assistée. On pratique une stimulation des ovocytes, qui sont ensuite recueillis et fécondés in vitro. On génère le plus grand nombre d'embryons avant de faire une biopsie embryonnaire pour déceler la mutation. Un ou deux embryons sains sont implantés dans l'utérus. Cette technique est très délicate et le taux de grossesses menées à terme est de 20 % après chaque FIV. Ce n'est pas gagné d'avance. Mais si c'est possible, c'est une bonne nouvelle. Et même une magnifique nouvelle pour moi. Ainsi, on pourrait m'aider à faire un enfant sain et à casser la chaîne de l'hérédité ? Le professeur Stoppa-Lyonnet me ramène sur terre en me précisant qu'en France, aujourd'hui, les enfants de parents porteurs de gènes défaillants nés dans ces conditions se comptent sur les doigts d'une main. L'encadrement psychologique des couples lancés dans cette démarche est donc décisif. Le professeur Stoppa-Lyonnet écrit dans son rapport : « Il est recommandé d'accompagner les couples dans leur demande et leur décision. L'accompagnement comprend : des informations claires et compréhensibles, leur reformulation par le couple, une prise en charge psychologique et une disponibilité des équipes dans le temps. L'information devra concerner la maladie, sa prévention, ses traitements, son retentissement sur la qualité de vie, les modalités du DPN* et du DPI**, les risques du DPN et les risques avérés ou suspectés du DPI, les alternatives au DPN et au DPI, les risques imprévisibles et inhérents à toute conception et grossesse de donner naissance à un enfant atteint d'une maladie autre que celle qui est au cœur de la réflexion du couple. »

La précision des informations données par cette femme exceptionnelle, son effort pour les rendre accessibles et se mettre à ma portée, sa rigueur intellectuelle me convainquent, si c'était nécessaire, que plus le porteur de gène défaillant en sait, plus il est rassuré et combatif.

* Diagnostic prénatal.

** Diagnostic préimplantatoire.

Pour faire avancer la recherche, les porteurs de gènes ont aussi un rôle à jouer. Chaque année, je réponds à des enquêtes de l'unité de recherche de génétique de l'Institut Curie, afin d'apporter des éléments complémentaires pour faire avancer les traitements, la prévention et les nouvelles techniques. Le questionnaire à choix multiples comporte une trentaine d'entrées touchant aussi bien à l'hygiène de vie, aux habitudes alimentaires ou sexuelles, à la pratique du sport qu'aux traitements en cours, aux diverses maladies contractées mais aussi au désir ou non d'une grossesse assistée. Je me plie à cet exercice sans douter une seconde de son utilité, néanmoins j'y réponds anonymement, comme tout un chacun, et je n'ai donc aucun retour sur les progrès accomplis en fonction de la collecte de ces éléments. Pourquoi ne pas réunir à des conférences les auteurs de ces questionnaires afin de les informer de l'évolution de la recherche ? Sans compter que les échanges entre les patients, la confrontation de leurs points de vue et de leurs expériences encadrée par des scientifiques contribueraient à affermir notre réflexion ou nos démarches.

Sans aller si loin, les techniques d'imagerie coûtent un prix fou et ne sont guère subventionnées. Pourtant les porteurs de ces gènes doivent être surveillés plus que les autres et l'IRM, qui permet de visualiser le corps entier et de détecter la moindre cellule maligne dans n'importe quel organe, devrait leur être proposée systématiquement.

Qui a dit que vous aviez besoin d'en avoir deux?

Les porteurs de gènes doivent trouver le bon moment pour révéler le plus sereinement possible à leur progéniture ce cadeau empoisonné. Et cette annonce doit aller de pair avec des solutions. Le dépistage doit être proposé plus facilement et être plus encadré psychologiquement. Ce n'est pas aux femmes de faire des déductions, de quémander un soutien, ou un traitement radical quand elles veulent prolonger leur espérance de vie dans un monde où on leur dit qu'il suffit de bien s'alimenter pour finir centenaire. Pour moi, la prochaine étape est l'ovariectomie, bien qu'il me soit pour l'instant inconcevable de renoncer à mon rêve de famille nombreuse. On m'en parle par sous-entendus, je n'en connais ni les risques, ni les conséquences. J'ai le sentiment de ne pas avoir fini le boulot et de foncer encore vers l'inconnu. Cette fondation permettrait aux porteurs des gènes du cancer de ne plus être des cobayes, mais des patients comme les autres. Les cancers professionnels liés à l'amiante ou à des substances chimiques ont trouvé leurs défenseurs. Trouvons les nôtres, même si nous ne pouvons condamner les coupables.

27

Lana, cheia da vida

Aujourd'hui, j'ai toujours la sensation que ma mère n'est pas partie, qu'elle veille sur ma sœur, mon frère et moi dans les limbes, refusant de trouver le repos éternel. L'âme de ma mère est là. Elle œuvre pour nous. Je voudrais lui donner la parole à chaque instant, car personne ne peut se substituer à elle. Toutes mes décisions sont soumises à son approbation muette, toute bonne nouvelle est un signe de sa part. Ainsi en va-t-il de la déclaration d'Angelina Jolie, le jour où je la lis. Plus légèrement, je me convaincs que ma mère est dans les parages chaque fois qu'un papillon blanc volette autour de moi, et je me dis qu'elle m'envoie un signe d'encouragement. Enfin, de même que, chaque soir, j'allume des bougies blanches en pensant à elle, ces lignes sont destinées à la laisser trouver le salut.

Je suis souvent allée sur sa tombe. L'entretien et le choix des fleurs m'étaient dévolus. Je n'y vais plus, hormis à la fête des Mères. C'est devenu trop dur. Cette présence finit par me peser et j'y vois la preuve de ma guérison. Si je continue à communiquer avec elle mentalement, je me demande aujourd'hui laquelle de nous deux retient l'autre dans un cercle magique.

Ces lignes sont aussi dédiées à ma fille. Comment pourrait-il en être autrement ? Lana a déjà entendu des bribes de mes interviews et elle en a fort heureusement conclu que c'étaient « des histoires de grands ». Elle sait que j'écris un livre et nous avons passé un accord toutes les deux : un exemplaire lui est réservé dans une cache fermée à clé. Elle n'aura le droit de le lire qu'à sa majorité. On espère toujours tourner une page douloureuse avec un témoignage de ce genre, pourtant c'est une manière de réactiver le passé, et d'aller vers les autres.

Ma mère est présente dans la plupart de mes échanges avec Lana, explicitement ou non. Un jour où j'interrogeais ma fille sur le vœu qu'elle voudrait voir exaucer si elle avait une baguette magique, elle me répondit : « Je voudrais que mamie Brigitte revienne sur terre. » Ma mère est décédée alors que Lana avait deux ans… Si nous vivons toutes les trois ensemble, c'est ma faute. Une part de moi est inachevée, n'a pas fini de se construire. Je revendique d'être une mère qui sait fixer des règles, mais ne se prend pas au sérieux et n'aime rien tant que de rire avec sa fille. Ma propre mère nous a enchantés grâce à sa fraîcheur et son innocence. J'ai besoin de cette naïveté. Ma sœur et moi avons la même défiance vis-à-vis du réel, de l'engagement et des responsabilités.

J'aimerais parfois m'exiler et oublier un peu tout ça. Me dire que c'est derrière moi. Mon paradis ressemble au Portugal. Mais, plus encore, il a les traits de Lana.

Le BRCA2 a programmé et conditionné ma vie. J'aspire à l'inverse pour ma fille. « *Lana, cheia da vida* », dit-on d'elle au Portugal. « Lana, pleine de vie. » Je souhaite la préserver le plus longtemps possible des questions liées à cette hérédité, mais un jour je serai comptable de ses angoisses. Un jour, je devrai lui annoncer qu'elle doit faire un dépistage génétique. À moins qu'elle en comprenne davantage que je ne l'imagine au fil du temps, faisant, avec la perspicacité propre aux enfants sensibles, les recoupements qui s'imposent. D'ici là, je désamorce, je dédramatise, je rêve que la question du gène devienne aussi simple que d'enlever une dent de sagesse. Je rêve d'un acte chirurgical moins agressif. J'espère être en vie pour la guider au mieux.

Son père sera d'un grand secours. Lana a créé une relation d'une extraordinaire complicité avec lui. Et c'est la seule chose qui m'apaise. Quand elle était nourrisson, je n'hésitais pas à confier Lana à nos proches. Son père râlait et me disait que la petite avait besoin de mon odeur. Intérieurement, je lui répondais que si elle perdait sa mère, elle pourrait toujours la chercher, son odeur ! C'est pourquoi j'ai aussi refusé systématiquement qu'elle dorme dans mon lit. Une vraie privation pour moi plus encore que pour elle. Mais trop de fusion affaiblit la fille comme la mère. Et ma passion pour Lana s'enrichit de nos différences, de sa personnalité tranchante et entière. Dès les premiers mois, on aurait dit une petite impératrice insolente. Elle n'a cessé de se construire dans un mélange d'opposition et de générosité. Aujourd'hui, si je la libère du piquet où je l'ai collée pour une bêtise, elle décide d'y rester selon son bon plaisir.

J'ai eu beau essayer de l'épargner lors de mes opérations successives, elle a baigné malgré moi dans un climat médical. Chez son père, elle est toujours en pleine forme ; chez moi elle a toujours un bobo à soigner, ce qui ne l'empêche pas d'être dure au mal quand c'est plus sérieux. À dix-huit mois, elle souffrait d'un problème rénal, je courais aux urgences à la moindre alerte. Paradoxalement, elle entretient un rapport très détendu avec les médecins et le personnel hospitalier, auxquels elle ne manque pas de poser mille questions. Un jour, c'est à moi qu'elle en posera. Sera-t-elle aussi garçon manqué et câline qu'aujourd'hui ? M'appellera-t-elle encore « ma petite mère » pour mon plus grand plaisir ? Me dira-t-elle encore, et cette fois en toute connaissance de cause : « C'est trop bien notre vie, ma petite mère » ?

Remerciements

C'est avec une tendresse infinie que je rédige ces quelques lignes pour exprimer ma gratitude et mon admiration à ceux et celles qui ont donné un sens à ce livre.

Un immense merci à mes parents pour m'avoir en si peu de temps donné autant !

Merci à ma famille. *Obrigado pela minha familia « festa ha festa », papiche & mamiche… primas & primos… Saudades… Força Portugal !*

Aux femmes de ma vie, celles qui, de près ou de loin, éclairent mon chemin ! Merci de me donner à chaque fois le courage d'être courageuse.

À celui qui, « *under my skin* », veille jour et nuit. Inconditionnellement. *Rehab !*

Merci à mes frères, mes p'tits. Votre soutien, votre humour, votre amour me soulèvent !

À my Best Nico, dans l'ombre toujours, mais pas l'ombre d'un doute quant à sa bienveillance, son écoute « cicatrisante ». Merci, Bichon, mon alter ego, merci, mon coco John, si sincèrement dévoué !

À my Team CHARISM, ma Anit', ma Krys, ma Djob', merci de votre confiance, merci de croire en moi si fort!

Au professeur Alfred Fitoussi, mon sauveur... Tout est dit! Au professeur Dominique Stoppa-Lyonnet, au professeur Axel Le Cesne, au professeur Denis Debrosse, pour leurs mots, leur implication, leur professionnalisme. Merci, pour leur délicatesse, aux médecins, aux infirmières, au personnel soignant de l'Institut Curie, de l'Institut Gustave-Roussy, de l'Institut mutualiste Montsouris, de l'Hôpital privé d'Antony.

À mes coups de cœur, Christelle, Floriane, Leïla; vos témoignages forcent mon respect. Je me sens si proche de vous toutes! Merci à toutes les patientes de l'ERI, aux couples, aux enfants rencontrés cette année, merci pour ces moments de partage, de confidences. Je ne suis jamais très loin de vous.

À vous aussi, qui venez de tourner ces pages, merci tout simplement de m'avoir lue.

Et enfin, un merci plus que particulier à Élisabeth, ma rencontre. Un spare suivi d'un strike, l'explosion « bombshell » de son talent à chaque lancer, à chaque phrasé. À ce jour notre plus belle partie de bowling. *harrrricot pas abbbricot*... Je ne trouve plus les mots... un fou rire... un chiale... magnéto... parce que ça ne s'explique pas. C'était écrit! Mon Dieu, merci pour ce cadeau!

Sans oublier mes deux trésors, ma Bik et mon Roro.

D'un papillon « blanc » à une étoile... quelques mots d'amour.

Composé par CPI Firmin-Didot à Mesnil-sur-l'Estrée,
cet ouvrage a été achevé d'imprimer
par l'Imprimerie Laballery, à Clamecy,
pour le compte de S. N. Éditions Anne Carrière
57, rue Gaston-Tessier – 75019 Paris
en mars 2024

Imprimé en France
Dépôt légal : octobre 2014 – N° d'édition : 752-3 – N° d'impression : 402747